Zu diesem Buch

Autogenes Training ist weder Religionsersatz noch Psychodroge, sondern eine erprobte Technik der konzentrativen Selbstentspannung. Es setzt die medizinische Erkenntnis der autosuggestiven Beeinflußbarkeit unseres vegetativen Nervensystems in Entspannungsübungen um, die unseren Organismus den Alarmreaktionen auf Alltagsstreß entziehen. Gisela Eberlein erlernte das Autogene Training bei seinem Begründer: J. H. Schultz. In eigener Praxis, in Arbeitsgemeinschaften, Kursen und Volkshochschulseminaren hat sie rund 20 000 Menschen im Autogenen Training unterwiesen. An beispielhaften Fällen aus ihrer Praxis schildert sie, wie nervöse Herz-, Kreislauf- und Magenbeschwerden, Schlafstörungen, depressive Verstimmungen und Angstzustände behoben werden können. Sie gibt überdies konkrete Anleitungen, wie Autogenes Training von jedermann sinnvoll anzuwenden ist.

Dr. med. Gisela Eberlein, in Hannover geboren, legte 1944 ihr Staatsexamen in Freiburg ab. 1960 wurde sie mit dem Hufeland-Preis ausgezeichnet. Als Fortsetzung zu diesem Band schrieb sie «Autogenes Training für Fortgeschrittene» (rororo sachbuch 6925).

Gisela Eberlein

Gesund durch Autogenes Training

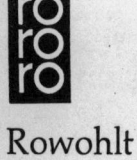

Rowohlt

1.– 75. Tausend 1974–1976
76.– 95. Tausend Januar 1977
96.–115. Tausend Dezember 1977
116.–130. Tausend April 1979
131.–145. Tausend Mai 1980
146.–160. Tausend April 1981

Veröffentlicht im Rowohlt Taschenbuch Verlag GmbH,
Reinbek bei Hamburg, Oktober 1974
Umschlagentwurf Jan Buchholz und Reni Hinsch
Copyright © 1973 by Econ Verlag GmbH, Düsseldorf und Wien
Satz Aldus (Linotron 505 C)
Gesamtherstellung Clausen & Bosse, Leck
Printed in Germany
480-ISBN 3 499 16875 8

Inhalt

Wozu Autogenes Training	7
Gesund durch Autogenes Training	10
Zur Technik der Übungen	14
Die Ruheübung	24
Die Schwereübung	29
Die Wärmeübung	31
Die Herzübung	36
Die Atemübung	47
Die Sonnengeflechtsübung	53
Die konzentrative Kopfübung	63
Die individuelle formelhafte Vorsatzbildung	72
Schlafhilfe	84

Das Autogene Training ist keine Weltanschauung,
keine Religion, und es bewirkt auch keine Wunder:
Das Autogene Training ist eine Methode der
konzentrativen Selbstentspannung.

Gisela Eberlein

Wozu Autogenes Training?

In den Jahren 1908–1912 hat *J. H. Schultz* das Autogene Training entwickelt. Er ging von den Beobachtungen aus, die *Oskar Vogt* bei seinen hypnotischen Studien gemacht hatte. Dieser hatte festgestellt, daß «gebildete» und «kritische» Versuchspersonen in der Lage waren, sich selbst in einen Ruhezustand zu versetzen – also eine *Autohypnose* herbeizuführen. Bei dieser Selbstversenkung ist der Mensch fähig, sich selbst einen Auftrag zu erteilen. Es handelt sich dann nicht mehr wie bei der Hypnose um eine Fremdsuggestion, sondern um eine Selbstbeeinflussung – um eine Eigensuggestion. Auf dieser Basis der Hypnose wurde das Autogene Training aufgebaut.

Immer wieder werde ich gefragt: «Wodurch unterscheidet sich das Autogene Training von Yoga?» Yoga, wörtlich Anpassung, ist das Bestreben, durch körperliche und geistige Konzentration zu einem höheren Bewußtseinszustand zu gelangen. Parallelen oder auch Verbindungen finden wir in der Oberstufe des Autogenen Trainings. Man könnte das Autogene Training auch als «Yoga des Westens» bezeichnen – frei von den im Yoga bekannten körperlichen Übungen, jedoch gleich in der Versenkung auf dem Weg vom Ich zum Selbst. In der Selbstverwirklichung ist das Ziel identisch, die Wege hierzu sind jedoch verschieden. Viele Wege führen zum Zentrum und somit zur Befreiung von der Enge und der Angst. Das Autogene Training ist eine für uns verständliche Form, da sie unserem westlichen Denken angepaßt ist. Der Mensch, der verlernt hat, bewußt zu leben, der stets an das Morgen denkt und im Gestern verhaftet ist, der das «hic et nunc» – das Hier und Jetzt – nicht wahrnimmt, wird durch das Autogene Training zunächst zum Verharren angeleitet.

Durch diese Phase – eine Phase der Sammlung, die in den Alltag eingebaut werden kann – ist er nun fähig, sein Leben zu begreifen. In diesem Verharren geschieht unmittelbar die Umschaltung, d. h. eine Konzentration auf die *Ruhe*, die es möglich macht, Abstand vom Alltag zu gewinnen und das eigene Leben wirksam zu gestalten.

In diesem Vorgang der Konzentration auf die Ruhe beginnt bereits die erste *Erholung*. Dabei ist der Mensch fähig, sich selbst zu erkennen – z. B. die Ursachen von Nervosität, von Fehlhaltung (Neurose), Konzentrations- und Leistungsschwäche, von Schlafstörungen und Konfliktsituationen zu erfassen. Der Begriff der Selbsterkenntnis wird durch das Autogene Training aktiviert und bedeutet gegenüber der Psychoanalyse eine Aktivierung der Eigenhilfe. Während die Psychoanalyse zunächst zu einem Abhängigkeitsverhältnis von dem betreffenden Psychotherapeuten führt, bleibt der Mensch, der richtig zum Autogenen Training angeleitet wurde, unabhängig und frei, ja mehr noch, er sucht, findet und entwickelt seine eigenen Fähigkeiten, um sein Leben und seine Aufgaben zu bewältigen. Auf dieser Basis entfaltet das Autogene Training eine Breitenwirkung, die man täglich in Anspruch nehmen kann.

Konzentrative Selbstentspannung, Abschaltung und Umschaltung auf die Ruhe, jederzeit Erholung, den Weg aus der Angst finden, Konzentration und Leistung steigern, besser schlafen – sind u. a. Ziele des Autogenen Trainings, die jeder erreichen kann. Der konzentrative Einbau von Vorsätzen gibt die Möglichkeit, Hemmungen und Komplexe zu überwinden. Das bedeutet aber Persönlichkeitsentwicklung. Es ist der Weg vom Ich zum Selbst, also eine Selbstverwirklichung. Allerdings sind Bereitschaft und innere Einstellung wesentliche Faktoren zum Gelingen.

Im Autogenen Training nehmen wir eine «Programmierung» vor, wir sprechen über eine Zentrale das vegetative Nervensystem an. Wir halten dadurch die ständig auftretenden Reize (Ärger, Konflikte, Streß usw.) von unserem empfindlichsten Organ (und jeder hat ein empfindliches Organ), also von dem Seismographen unserer Seele, ab und können damit die «Ventilreaktion» abfangen, d. h.: zunächst lernen wir mit Hilfe des Autogenen Trainings die Organe und Organsysteme zu beeinflussen, und in der 2. Phase konfrontieren wir uns über die sogenannte Innenschau mit der *Ursache* der negativen Reaktion. Das heißt, wir können Organe und Organsysteme, die früher hilflos den vegetativen Fehlreaktionen ausgesetzt waren, lenken. Das gelingt durch tägliches Üben, durch Herbeiführen einer Entspannung im körperlich-seelischen Bereich, die eine bestimmte erprobte Technik voraussetzt.

Das Autogene Training ist als Methode der konzentrativen Selbstentspannung ein Eingriff an sich selbst, den man beherrschen muß. Wer es gelernt hat, kann jederzeit abschalten, umschalten, ruhig sein und bleiben – er hat nun die Fähigkeit, z. B. sein aufgeregtes Herz zu beruhigen, Streßeinwirkungen abzufangen, also das vegative Nervensystem zu beeinflussen – und als ersten Erfolg, Ruhe und Erholung zu erreichen. Allerdings muß man täglich üben, möglichst zwei- bis dreimal einige Minuten.

Das Erstaunliche bei dieser Entwicklung ist das stetige Wachsen einer positiven Einstellung, die auf die Dauer Schweres leichter macht, neuen Lebensmut schenkt und die den Menschen dennoch die Dinge real sehen läßt.

Gesund durch Autogenes Training

Immer mehr Menschen machen Autogenes Training, denn immer mehr Menschen müssen sagen: «Ich kann nicht mehr – ich bin so nervös – ich bin verkrampft – ich finde nicht mehr zu mir selbst – ich bin anders, als ich wirklich bin – ich bin ängstlich – ich brause gleich auf – wenn ich doch ruhiger sein könnte!»

«Und mir geht alles gleich ans Herz – mir schlägt jede Aufregung auf den Magen – ich habe oft Kopfschmerzen – ich kann mich nicht mehr konzentrieren und ich schlafe schlecht!»

Finden Sie sich wieder? Sind auch Sie belastet, voller Hemmungen und Angst dem Leben gegenüber?

Gehören Sie auch zu den Menschen, die beim Arzt nach der Untersuchung erfahren, daß Sie eigentlich gesund sind, daß alle Befunde normal sind, Sie sich aber dennoch krank und schwach fühlen, antriebslos sind und keine Freude mehr am Leben haben? Die Diagnose lautet dann: «Vegetative Dystonie.»

Aber was ist eigentlich genau «vegetative Dystonie»?

70 Prozent der Menschen, die in den Wartezimmern der Ärzte sitzen, werden mit dem Leben nicht mehr fertig. Aufregungen des Alltags, Überlastung, Überforderung, bedrückende Probleme wirken sich «krankmachend» aus. Der Mensch, der Hemmungen hat und damit oft Komplexe, reagiert mit dem für ihn empfindlichen Organ, das für ihn der Seismograph der Seele ist. So kommt es z. B. zu Herzstörungen aller Art in Form von Druckgefühl in der Herzgegend, ausstrahlenden Schmerzen im Rücken, im linken Arm oder auch zu plötzlichem Herzjagen. Wenn dieser Mensch mit Beschwerden solcher Art zum Arzt kommt und schon an eine Herzkrank-

heit denkt, muß er oft erfahren, daß ein krankhafter Befund im eigentlichen Sinne gar nicht vorliegt. Die klinische Untersuchung, die Blut- und EKG-Kontrollen zeigen normale Werte, somit sollte der Mensch gesund sein, denn er ist ja o.B., das heißt ohne Befund. Trotzdem fühlt er sich nicht wohl, und man spricht medizinisch hier von sogenannten funktionellen Herzstörungen, die unter die Diagnose «vegetative Dystonie» fallen.

Die vegetative Dystonie, ein Begriff, der erst Anfang der 50er Jahre aufkam, der seine Beziehung zur sogenannten Managerkrankheit hat, sagt aus, daß das seelische Gleichgewicht des Menschen gestört ist. Wir wissen, daß auch zwei Drittel aller Magen- und Darmgeschwüre durch sogenannte vegetative Störungen entstehen, das heißt, daß Ärger, Kummer, schwierige Lebenssituationen, Wirkung von Intrigen, Haß und Neid Magengeschwüre verursachen können. Dies bedeutet für uns, daß eine ruhige und entspannte Lebensform den besten Schutz gegen derartige Reaktionen unseres Körpers darstellt. Und dies können Sie durch das Autogene Training erreichen. Denn wir leben heute in einem Zeitalter der Technisierung und der Automation – weit entfernt von einem natürlichen, biologischen Rhythmus. Dadurch haben wir verlernt, bewußt zu leben, und sind nun oft nicht mehr in der Lage, die in uns angelegten Kräfte und Fähigkeiten zu entwickeln.

Die Medizin hat in den letzten Jahrzehnten einiges über die Beziehungen zwischen Störungen des seelischen Gleichgewichts und körperlichen Krankheiten herausgefunden. Natürlich hat auch die Pharmakologie zahlreiche Medikamente gegen diese funktionellen Störungen entwickelt: doch wir merken, daß diese Medikamente nur vorübergehend Abhilfe schaffen und daß wir einfach nicht mehr wir selbst sind, wenn uns bei diesen nervösen Störungen nur noch Tabletten helfen. Im Autogenen

Training lernen Sie, sich selbst ohne Medikamente in den Griff zu bekommen. Sie können sich im turbulenten Alltag mit all seinen Forderungen, Beanspruchungen und Aufregungen auf eine Insel der Ruhe zurückziehen. Durch diese *Umschaltung* auf Ruhe bekommen Sie die Fähigkeit, mit Hilfe Ihres vegetativen Nervensystems Organe Ihres Körpers zu beeinflussen.

Das vegetative Nervensystem, von dem man lange Zeit annahm, daß es überhaupt nicht oder nur durch Medikamente beeinflußbar sei, besteht aus dem Sympathicus und seinem Gegenspieler, dem Parasympathicus, eng verbunden mit dem Gehirn und den Drüsen der inneren Sekretion.

Sie möchten das Autogene Training lernen. – Bei innerer Bereitschaft und täglichem Üben gelingt es auch den meisten Menschen, eine Beziehung zu sich selbst zu schaffen, die eigene Kraft aktiv einzusetzen und damit über das vegetative Nervensystem Organe und Organsysteme zu beeinflussen. Allerdings sei an dieser Stelle gesagt, daß der «Eingriff des Autogenen Trainings», wie es J. H. Schultz genannt hat, nach Möglichkeit unter ärztlicher Ersteinführung und Anleitung während des Lernens erfolgen sollte, um keine Fehlschaltungen und eventuelle neue Verkrampfungen zu erzeugen.

Wenn Sie erst einmal die sechs Übungen erlernt haben, können Sie das Autogene Training jederzeit allein und selbständig als Lebens- und Alltagshilfe einbauen.

Schon die konzentrative Einstellung auf die *Ruhe*, die man auch als Ruhetönung bezeichnet, vermittelt Ihnen Erholung. Sie ist die Basis für die darauf aufzubauenden Übungen, sie umgibt den Übenden wie einen weichen, warmen Mantel. Ruhe und Erholung sind die ersten Erfolge im Autogenen Training, die nachfolgend eine Lenkung der nervös gestörten und fehlgesteuerten Organsysteme möglich machen. Es vollzieht sich durch den ständigen Gebrauch der Übungsformeln ein spürbarer

Einfluß im Sinne der Beruhigung, der Durchblutungsförderung und dadurch wieder rückwirkend die Harmonisierung des vorher gestörten vegetativen Gleichgewichtes.

Über die konzentrative Einstellung gepaart mit der konzentrativen Vorstellung, mit denen der Übende arbeitet, wird im Verlauf der Übungen ein gewisser Automatismus wirksam; ähnlich dem, der einmal lesen gelernt hat: Er muß lesen, ob er will oder nicht, sobald er Geschriebenes sieht.

Es vollzieht sich eine Lernarbeit tief im organisch-seelischen Bereich, die letzten Endes über die «Ich-Findung» zur «Persönlichkeitsreifung» führt.

Im fortgeschrittenen Autogenen Training klären Sie über die sogenannte Innenschau Probleme, Aufgaben und Lebenssituationen, um im Leben die so notwendige positive Einstellung zu finden. Das kann durch die konzentrative Vorsatzbildung erreicht werden, d. h., durch den Einsatz einer immer in der gleichen Form wiederkehrenden konzentrativen Einstellung können verborgene, besonders schöpferische Kräfte geweckt werden. Den Alltag überwinden, Wesentliches sehen und tun, ist eine Aufgabe, für deren Erfüllung das Autogene Training eine echte Hilfe ist. Um sie zu finden, ist zunächst das Erlernen der Technik der Übungen notwendig.

Die 6 Übungen der Unterstufe (Gegenstand dieses Buches) sind das Fundament, auf dessen Basis der praktische Einsatz einer Lebenshilfe erfolgen kann.

Zur Technik der Übungen

Um die Übungen des Autogenen Trainings (A. T.) durchführen zu können, die nach *J. H. Schultz** als «konzentrative Selbstentspannung» bezeichnet werden, ist es notwendig, für eine äußere und innere Ruheeinstellung zu sorgen. Während man später die Übung immer und überall durchführen kann, sollte man zunächst beachten, daß keine Störung von außen erfolgt, kein Ansprechen, kein Telefonanruf, kein Lärm den Übenden erreicht. Es ist nötig, daß er zu sich selbst findet und allein ist wie auf einer Insel. Dazu gehört eine bestimmte Entspannungshaltung, bei der die Augen geschlossen sind, und zwar:

1. Gelöste Sitzhaltung

Man setzt sich etwas breitbeinig auf einen Hocker oder einen Stuhl, derart, daß die Füße mit der ganzen Sohle den Boden berühren. Man richtet sich zunächst im Sitzen auf (siehe Abb. Ia) und läßt sich dann zusammensinken, ohne nach vorn abzufallen. Die Unterarme liegen schräg auf den Oberschenkeln auf, die Hände hängen schlaff herunter – sie sollen sich nicht berühren –, und den Kopf läßt man nach vorne sinken.

Diese Stellung hat J. H. Schultz den Droschkenkutschern in Berlin abgeguckt, die zwischen den Fahrten ein «Nickerchen» machten. Darum nennt man sie die «Droschkenkutscherhaltung» oder gelöste Sitzhaltung. (Siehe Abb. Ib)

---

* Siehe auch *J. H. Schultz*: «Das Autogene Training» und «Übungsheft für das Autogene Training». Beide Bücher sind im Georg Thieme Verlag, Stuttgart, erschienen.

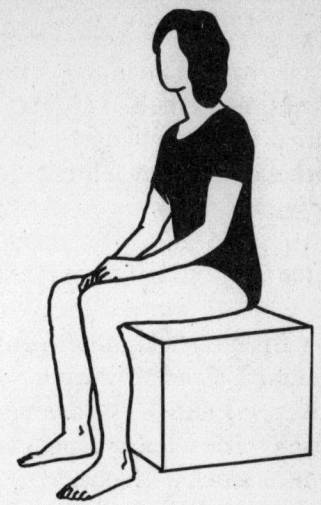

Abbildung Ia

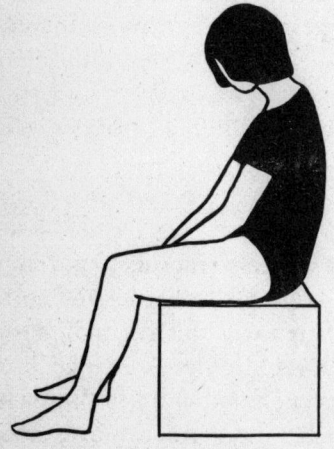

Abbildung Ib

2. Im Großvaterstuhl

Man setzt sich in einen Großvaterstuhl (einen Stuhl mit Kopfstütze und Lehnen). Hier können Rücken und Kopf angelehnt werden, die Unterarme liegen auf den Lehnen auf, die Hände hängen schlaff nach unten wie bei der vorher angegebenen Sitzhaltung. (Siehe Abb. II)

3. Im Liegen auf dem Rücken

Die dritte Entspannungshaltung ist die Rückenlage, wobei eine kleine Nackenrolle – es genügt ein zusammengerolltes Handtuch – Kopf und Hals stützen. Die Arme liegen seitlich leicht gebeugt auf der Unterlage, die Fußspitzen sehen nach oben. Oft ist es ratsam, unter die Knie noch eine leichte Rolle zu legen. Man läßt die Füße locker auseinander klappen. (Siehe Abb. III)

Die Entspannungshaltung muß nach der konzentrativen Übung zurückgenommen werden.
  Das «Zurücknehmen» geschieht regelmäßig in folgender Weise:

1. Arme beugen und strecken
2. tief atmen
3. Augen auf.

Diese Technik muß man sich fest einprägen und immer danach verfahren, wenn sich der Erfolg einstellen soll. Tägliches Üben, am Anfang zwei- bis dreimal, das zunächst nur eine halbe bis zwei Minuten, später höchstens zehn Minuten in Anspruch nehmen sollte, ist Voraussetzung. Ich empfehle zunächst die Wiederholung erprobter, günstiger Zeiten. Man soll nichts wollen, nichts erzwingen, das hemmt unnötigerweise – ebenso wie Neu-

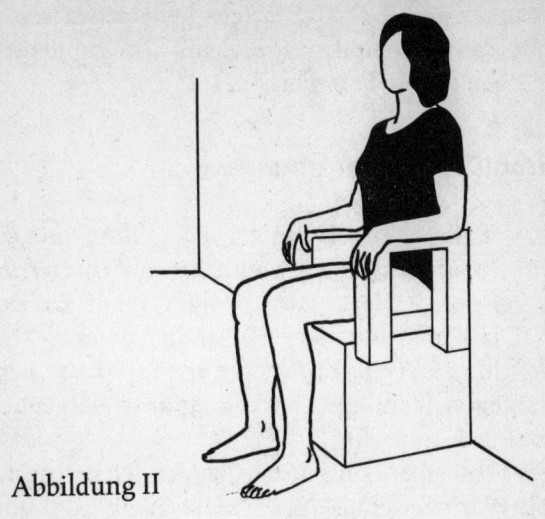

Abbildung II

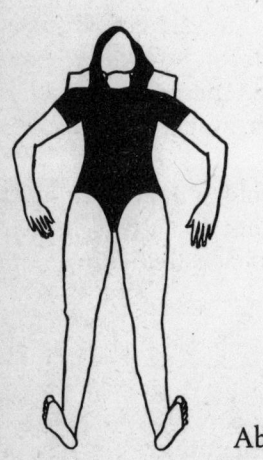

Abbildung III

gier und Erwartung. Hier schon sollte man sich an den Gedanken gewöhnen, alles «geschehen zu lassen», wie es schon das «Ruhen der Gedanken» als Grundlage für die Übungen des A. T. fordert.

Durchführung der Übungen

Im A. T. arbeiten wir mit der *Vorstellung* und der *konzentrativen Einstellung*, womit wir zunächst lernen, über das vegetative Nervensystem die Organe zu beeinflussen. Die Forderung von J. H. Schultz, dadurch *Ruhe* und *Erholung* zu erreichen, ist der erste spürbare Erfolg des Autogenen Trainings. Das kommt durch folgende Übungen zum Ausdruck:
1. als Schwereerlebnis durch die Muskelentspannung
2. als Wärmeerlebnis durch die Gefäßentspannung
3. als Herzerlebnis durch die Herzregulierung
4. als Atemerlebnis durch die Atemlenkung
5. als Beeinflussung der Bauchorgane (Sonnengeflechtsübung)
6. als Kopfübung (Stirnkühlung).

Für jede konzentrative Einstellung ist eine Ruhehaltung erforderlich. Man kann auch von *Ruhetönung* sprechen, die man am besten mit dem inneren Anruf *«ich bin vollkommen ruhig»* erreicht, der immer gleichbleibend formuliert werden muß.

In dieser *Versenkung*, in der vollkommenen Ruhe, die sich wie ein Mantel schützend um einen legt, erfolgen dann die Anrufe in der angegebenen Reihenfolge, und zwar als:

1. Schwereerlebnis

Ich nehme eine der Entspannungshaltungen ein. Ich konzentriere mich zunächst auf meinen rechten Arm (Linkshänder nehmen ihren linken Arm). Ich stelle ihn mir vor, ich bekomme eine innere Beziehung zu ihm, werde mir über seine Funktion im täglichen Leben klar, und ich bin dankbar dafür.

Ich kenne aus Erfahrung die wohlige Müdigkeit der Gliederschwere, die ich mit der konzentrativen Einstellung:

«*der rechte Arm ist ganz schwer*»

erreiche, die sich in den nachfolgenden Übungen von selbst bei der gleichen Formel über den anderen Arm und später erst über das rechte (linke) Bein vertieft, mit der Formulierung:

«*ich bin ganz schwer*».

Im Anschluß an das Schwereerlebnis kann man mit den Übungen der Gefäßentspannung – das Wärmeerlebnis – beginnen. Vorher wird die konzentrative Einstellung der Gliederschwere in den Armen (Beinen) sechsmal wiederholt, dann folgt der «Befehl» zur «Ruhe».

Daran schließt sich eine sechsmalige Wiederholung der konzentrativen Einstellung – der rechte (linke) Arm ist ganz warm – mit anschließender einmaliger «Ruhe» an. Der Übende empfindet hierbei eine innere «strömende» Wärme, die sich oft zuerst durch Kribbeln in den Handflächen oder auch in den Fußsohlen bemerkbar macht. Im Laufe der Übungen wird das Wärmegefühl immer deutlicher, immer spürbarer. Es greift von den einzelnen Übungsstufen (Arme, Beine) allmählich auf den Rumpf über, so daß sich der Übende in der konzentrativen Einstellung auf die Wärme bald schwer und warm fühlt und es auch ist.

Um das Wärmeerlebnis leichter hervorzurufen und zu intensivieren, kann man in der Vorstellung «das warme

Bad» zu Hilfe nehmen. Der Übende stellt sich vor, in einem warmen Bad zu liegen, was die Muskelentspannung erleichtert. Ist diese erreicht, folgt:

2. Das Wärmeerlebnis

hervorgerufen durch die entspannende Ruhigstellung mit der inneren Formulierung:

«ich bin vollkommen ruhig, schwer, warm».

Damit hat man eine Basis geschaffen, mit der es bereits gelingt, jederzeit abzuschalten, Ruhe und Erholung zu finden und in der Versenkung neue Kraft zu entwickeln, eine Hilfe für die Bewältigung der täglichen Aufgaben.
Wer die Schwere- und Wärmeübung schnell und gut beherrscht, ist fähig, «sein Herz in die Hand zu bekommen» und lenkend zu beeinflussen. Was kaum möglich erschien, nämlich den Herzschlag selbst zu regulieren, läßt sich mit Hilfe des A. T. über die Steuerung des vegetativen Nervensystems erreichen.
Damit kann der Herzschlag normalisiert, d. h. eine Umstellung des Pulses durchgeführt werden. Dies bedeutet, daß der Übende den Kreislauf am Herzen selbst stützen kann und er damit die Mangeldurchblutung und gleichzeitig auch den Sauerstoffmangel auszugleichen vermag. Dies ist zum Beispiel eine Vorsorge, um den Herzinfarkt zu verhüten. Es ist wenigstens eine der Maßnahmen, die man in Verbindung mit ausreichender Bewegung und sachgemäßer Ernährung anwenden sollte. So erfolgt:

3. Die Herzregulierung

mit dem konzentrativen Anruf:

«mein Herz schlägt ruhig und gleichmäßig».

Das vollzieht sich scheinbar von selbst, zwanglos aufgebaut auf den vorher erlernten Übungen der Muskel- und Gefäßentspannung in vollkommener Ruhe.

Hierauf schließt sich unmittelbar das Atemerlebnis an – gelöst, ohne ein Wollen. Dies bedeutet eine Vertiefung der Ruhe, Schwere und Wärme sowie der Herzübung. Diese Übung, die immer bewußt mit der Ausatmung beginnen sollte, läßt den Übenden «das in sich und an sich geschehen lassen» erfahren.

Um falsches und verkrampftes Atmen auszuschalten ist:

4. Die Atemeinstellung

nicht mit «ich» formuliert, sondern als konzentrative Einstellung mit den Worten:

«Atmung ganz ruhig»

bis zum Erlebnis

«es atmet mich»

gegeben, die nun genau wie alle anderen Übungen 10 bis 14 Tage lang täglich in der Ruhehaltung geübt werden muß.

Dabei wird jeder Übende *seinen* Atemrhythmus finden. Manchem gelingt es mit Hilfe bildhafter Vorstellungen – er sieht z. B. ein durch den Wind wogendes Kornfeld vor sich oder erlebt im Geiste das Auf und Ab der Meereswogen, der an- und abrollenden Brandung. Mir fällt dabei immer das Wort von Goethe ein:

«*Im Athemholen sind zweierlei Gnaden:*
Die Luft einziehen, sich ihrer entladen;
Jenes bedrängt, dieses erfrischt,
So wunderbar ist das Leben gemischt.
Du danke Gott, wenn er dich preßt,
Und dank' ihm, wenn er dich wieder entläßt.»

Wer die Atemübung beherrscht, in entspannter Ruhe seine Atmung erlebt, findet schon Ruhe und Erholung, die in der Beeinflussung der Bauchorgane als:

5. Sonnengeflechtsübung

mit der konzentrativen Einstellung intensiv verstärkt wird:

«*das Sonnengeflecht ist strömend warm*».

Das Sonnengeflecht ist ein Geflecht von Nervenzellen und Nervenschaltstellen. Diese Anhäufung von Nervenzellen, die unterhalb des Zwerchfelles liegt und alle Eingeweide beeinflußt, wird als Sonnengeflecht (plexus solaris) im A. T. angesprochen.

Um das Wärmeerlebnis im Bauchraum intensiver und schneller herbeizuführen, kann man sich in der Vorstellung eine Wärmflasche oder seine Hand im warmen Bad zwischen Brustbein und Nabel auf den Leib legen. Nach einigem Üben spürt man wirklich die «strömende Wärme», die mit einer vegetativ beeinflußten Erweiterung der Bauchgefäße einhergeht. Hierdurch wird der Stoffwechsel angeregt, also unsere Verdauung gefördert, in Verbindung mit gesunder Ernährung und ausreichender Bewegung eine ideale Vorsorge gegenüber den vielen Störungen im Magen-Darm-Bereich, die sowohl organischer wie psychischer Natur sind. Jetzt empfindet sich der

Mensch als schwere warme Masse. Er ist vollkommen ruhig, entspannt, durchatmet und durchblutet.

In der Übung:

6. Einstellung des Kopfes

wird diese nun erworbene Haltung mit der «Stirnkühlung» gewissermaßen besiegelt. Jedoch wird der Kopf bewußt herausgestellt, er nimmt mit dem inneren Anruf:

«die Stirn ist ein wenig kühl»

eine Sonderstellung ein. Diese Übung, die am Anfang nur Sekunden dauern sollte, kann durch die Vorstellung eines kühlen Luftzuges erleichtert werden. Oder aber man streicht im Geist mit einem feuchten Tuch an der Stirn vorbei. Vor dem Begriff «Kälte» muß ausdrücklich gewarnt werden, da durch falsche Vorstellungen Kopfschmerzen, ja Migräneanfälle oder Ohnmachten ausgelöst werden können.

Mit dieser Konzentrationsübung im Kopfgebiet kann es der Übende über die Formulierung «meine Stirn ist ein wenig kühl» erreichen, daß er wirklich «einen kühlen Kopf» behält, womit er klar und überlegen den Aufgaben des Alltags gerecht wird und seine geistige Frische behält.

Die Ruheübung

Aus den folgenden Fällen aus meiner Praxis können Sie die Vielzahl der Möglichkeiten erkennen, in denen das Autogene Training sich als echte Alltags- und Lebenshilfe bewährt hat. Es soll Sie ermutigen, auch mit großen Problemen und Fehleinstellungen fertig zu werden – und zwar durch Eigenhilfe.

Frau Erika – «nur» eine Hausfrau, wie sie sagt – unterlag täglich neu den Aufregungen des Alltags und litt unter ihrer Unbeherrschtheit. Sie konnte nicht ruhig bleiben. «Ich mache so viele Fehler in der Erziehung meiner vier Kinder, weil ich immer gleich losschreie und Ohrfeigen austeile, daß ich bald gar nicht mehr zurechtkomme.» Ihre Ehe litt ebenfalls unter ihrer Ungeduld. Sie nahm Beruhigungsmittel – vom Arzt verschrieben –, dann ging es eine Weile besser. «Ich bekomme etwas Abstand zu den Dingen und schlafe auch ruhiger, aber sobald ich die Tabletten weglasse, ist der alte Zustand wieder da.»

«Vegetative Dystonie», lautete die Diagnose, und ihr Arzt verordnete ihr das Autogene Training in der Gruppe. Sie wollte sich nicht an Tabletten gewöhnen, sondern selbst an sich arbeiten, um ruhiger zu werden. Was sie erst nicht glauben wollte, geschah – sie lernte es sehr schnell, sich auf die Ruhe konzentrativ einzustellen. Sie, die sonst gleich «auf achtzig ging», die vor Aufregung rot und blaß wurde, lernte es abzuschalten – umzuschalten auf die Ruhe, die als Grundlage des Autogenen Trainings bereits die erste Hilfe darstellt. Man stellt sich die Ruhe vor, man stellt sich darauf ein.

«Ich bin vollkommen ruhig»,

so lautet die konzentrative Einstellung auf die Ruhe.

Stellen Sie sich die Ruhe vor! Können Sie das? Vielleicht haben Sie ein Bild aus Ihrem letzten Urlaub vor sich – der Blick auf die Berge, auf das weite Meer, die Harmonie einer Landschaft, die für Sie Ruhe bedeutete. Oder Sie schreiben in Gedanken diesen Satz auf: «Ich bin vollkommen ruhig», lassen ihn klingen – und schwingen sich selbst in diese Ruhetönung ein.

Frau Erika schrieb zunächst in ihrem Protokoll: «Immer, wenn ich ruhig sein will, gelingt es mir nicht. Tausend Sachen fallen mir ein, einfach Lächerlichkeiten wie die Seife, die ich kaufen muß, die Strümpfe, die noch zu waschen sind und manches andere.»

Frau Erika wollte ruhig sein – und das *Wollen* verschlimmerte die Verkrampfung, die ja bei ihr bereits vorhanden war. Das Lösen, das Entspannen muß gewissermaßen von *selbst* kommen – man muß *es* geschehen lassen. Auch hatte sie zunächst keine Geduld. «Was andere können, muß ich doch auch lernen können», meinte sie. Sie zweifelte bald, ob sie überhaupt jemals das Autogene Training erlernen würde, bis sie dank des konzentrativen Erfassens diese Aufgabe lernte, «sich zu lassen» – sich wirklich zu entspannen. Ihr Ehemann, der glaubte, es wäre nicht möglich, seine Frau zu ändern, und sich eben mit ihrer Gereiztheit und ihrem aufgeregten Wesen abfinden wollte, bemerkte zu seinem Erstaunen eine stetige Wandlung.

Frau Erika übte 15 Tage nichts anderes, als einfach abzuschalten und auf Ruhe umzuschalten. Sie nahm eine der drei Entspannungshaltungen ein, die Voraussetzung für die Durchführung der Übungen ist, sorgte, daß sie wenigstens fünf Minuten nicht gestört wurde, und lernte die «Selbstruhigstellung».

Am besten gelang es ihr im Liegen vor dem Einschlafen, berichtete sie. «Ich atme ruhig aus und ein, und alle Gedanken weichen dann zurück, sie bedrängen mich nicht mehr.» Ein Wunschtraum vieler Menschen, die nicht einschlafen können, weil sie vom Tag mit seinen Ereignissen verfolgt werden. Sie vermögen es nicht, sich von dem Gedanken zu lösen, sie lassen sich innerlich weiter jagen und hetzen.

«Das Ruhen der Gedanken» geschieht folgendermaßen:

Wir setzen uns auf einen Stuhl gerade hin. Die Beine stehen auf dem Boden. Sie gehen leicht auseinander. Die Arme liegen auf dem Oberschenkel. Wir sitzen gelöst, entspannt.

Wir schließen die Augen, atmen ruhig aus und ein und geben uns einmal den Anruf «Ich bin vollkommen ruhig» – die konzentrative Einstellung.

Jetzt beobachte ich meine Gedanken. Sie kommen und gehen. Alle Sorgen und Nöte, die mich bedrängen, erscheinen. Alles, was ich vorhabe, drängt sich auf. Diesen Brief muß ich schreiben. Dieses und jenes tun. Ich versuche festzustellen, was wohl die Veranlassung für die stürmenden Gedanken ist. Ich überlasse mich ganz dieser Gedankenflut. Nichts wird erzwungen. *Ich halte ganz still.* Ich will nichts. Mag das Gehirn sich einmal gründlich austoben. Also ruhig alles gewähren lassen.

Und schon bald – nach einigen Übungen – wird es stiller. Aber ich bleibe Beobachter. Nach 3–6 Übungen kann ich schon besser zusehen. Ich kann mir vorstellen, wie ich versunken dasitze und die Gedanken kommen und gehen. Ich kann mich sozusagen aus mir lösen. Da sitze ich draußen vor mir und sehe mir selbst zu.

Zehn Minuten bleibe ich so versunken sitzen. Dann gehe ich wieder in die Gegenwart hinein durch Unterbrechung der Ruhestellung. Wir nehmen diese Übung, die man Abstraktionsübung nennt, siebenmal vor, also eine Woche. Die Übung macht man zweckmäßig morgens.

«Bei mir sind es die Termine», klagte ein Unternehmer, der nicht mehr wußte, wie er die sich Tag für Tag anhäufende Arbeit bewältigen sollte. «Und es wird immer mehr, statt weniger. Man bekommt schlechter geeignete Leute, man muß sich um alles selbst kümmern. *Ich kann nicht mehr*», das war der Kernsatz seines Berichtes, und er suchte nun Hilfe im Autogenen Training.

Denn er hatte Angst vor dem Herzinfarkt! Er hatte begonnen, sich mit Alkohol und wechselweise mit Schlaftabletten zu trösten.

«Frau Doktor, ich kann einfach nicht abschalten, wenn ich nichts nehme, geht mir alles wie ein Mühlrad im Kopf herum; ich weiß, es ist beinahe alles verfahren, aber vielleicht . . . vielleicht.» Ein schwacher Funke der Hoffnung, sein Schicksal noch in die Hand zu bekommen, brachte ihn in meine Praxis. Er wollte mit dem Autogenen Training bekannt gemacht werden. Während Frau Erika im Rahmen einer Gruppenarbeit das Autogene Training erlernte, mußte ich Herrn L. individuell in der Praxis informieren und anleiten. Und ein Gespräch löste nach und nach die zugrunde liegenden Ursachen aus der Tiefe heraus: da gab es die beruflichen Schwierigkeiten, das Nichtverstehen zwischen ihm, dem technischen und dem kaufmännischen Direktor. Kleine Intrigen, unerledigte finanztechnische Dinge, Auftragsverzögerungen brachten Ärger und Aufregungen. Seine Frau war eifersüchtig auf seine Sekretärin. «Zu Unrecht», sagte er – konnte aber das Problem nicht klarstellen. Und so sank er immer tiefer in ein Stadium der Verzweiflung. Es fehlten ihm ruhige Konzentration, Mut und Entschlußkraft: Eigenschaften, die er glaubte immer gehabt zu haben.

Die sich über längere Zeit hinziehende Aussprache hatte zur Folge, daß er selbst die Ursachen seines Versagens klar sah. Und nun mußte er – genau wie Frau Erika – zuerst einmal lernen abzuschalten und auf Ruhe umzuschalten. «Das wird mir nie gelingen», protestierte er.

Doch er lernte, entspannt und gelöst zu sein, und lernte somit auch Abstand zu gewinnen – zum Alltag, zu seinen Problemen. Er gewann an Mut und Selbstvertrauen und ging mit innerer Bereitschaft und einer gewissen Freude, daß er nun selbst etwas tun konnte, an die ihm gestellten Aufgaben heran.

«Ich bin wirklich viel ruhiger», berichtete er. Es war ein langer Weg mit ihm; ein halbes Jahr brauchte er, bis er die Übungen des Autogenen Trainings erlernt hatte und mit Hilfe konzentrativer Vorsatzbildung entscheidenden Einfluß auf sein Leben nehmen konnte.

Er hatte mit Hilfe des Autogenen Trainings seine Lebensform bestimmt, er hatte seine Selbstsicherheit wiedergewonnen, sich frei von Tabletten und Alkohol gemacht. Er hatte das erreicht, was sich viele wünschen – eine positive Einstellung zum Leben. Das war die Wandlung, vielleicht auch ein Sichwiederfinden, das ihn befähigte, selbst aktive Kräfte zur Lösung seiner Aufgaben im Leben einzusetzen.

Die Schwereübung

Hat man erst einmal erreicht, in einer der Entspannungshaltungen endlich abzuschalten, konzentriert ruhig zu sein, wendet man sich der ersten Übung des Autogenen Trainings zu – *der Schwereübung*.

Sie wird stufenweise, über das Schwereempfinden der Arme und der Beine erlernt.

Ich bin ganz schwer – die Glieder lösen sich – der Arm ist ganz schwer.

Jeder, der die wohlige Schwere nach einer sportlichen Leistung oder die echte Müdigkeit nach einer körperlichen Arbeit kennt, weiß, daß man schwer, müde und gelöst ins Bett fallen kann und damit in einen tiefen Schlaf!

So müde, so gelöst, so schwer möchte ich sein. Diese Muskelentspannung, die durch die Schwereübung herbeigeführt werden soll, erfolgt zunächst konzentrativ über einen der beiden Arme – bei Rechtshändern über den rechten, bei Linkshändern über den linken Arm. Dann stelle ich mir meine Beine schwer vor, und schließlich erfaßt mich ein generalisierendes Erlebnis – ich bin ganz schwer!

Mit der Schwereeinstellung bin ich müde – ganz müde. Ich bin vollkommen ruhig, ich bin gelöst, entspannt, müde, schwer, und in dieser konzentrierten Einstellung gewinne ich Abstand zu allem, was mich bedrückt, zum Tag, zu meinen Sorgen.

«Ich überlasse mich der Müdigkeit», sagte Frau Erika, «und ich weiß und spüre, daß etwas an mir und mit mir geschieht – und darin liegt ja schon Erholung.»

Auch Herr L. war zu dieser Ansicht gekommen. «Mit der Umschaltung, in dem Augenblick, wo ich die Augen schließe und zu mir selbst finde, beginnt bereits die Erholung, die durch die Schwere und durch das Wärmeempfinden vertieft wird!»

Die Wärmeübung

So wie man die Muskeln lockern – also lösen kann, so lernt man auch seine Gefäße zu entspannen. Genauso wie die Schwereübung über die einzelnen Hilfsstufen der Arme und Beine erlernt wird, konzentriert der Übende sich auf die Wärme, also auf die Gefäßentspannung, die oft gleichzeitig mit der Schwereübung – scheinbar von selbst – einsetzt.

«*Ich bin ganz warm*, mein rechter, mein linker Arm ist warm. Ich spüre direkt ein Prickeln in den Händen, ein Kribbeln in den Fußsohlen.» Die Wärmeübung im Autogenen Training ist die erste Organübung und muß medizinisch erklärt und eingeleitet werden.

Wie man die Gefäßentspannung als Hilfe konzentrativ einbauen kann, zeigt das folgende Beispiel. Da kam Frl. Gertrud zu mir und fragte: «Frau Doktor, können Sie mir vielleicht mit dem Autogenen Training helfen? Ich werde bei jeder Gelegenheit rot. Das ist mir peinlich, denn ich bin Lehrerin, und ich komme vor meiner Klasse immer in Verlegenheit. Ich fühle mich wie ein Schulmädchen, ich verliere manchmal sogar meinen Faden und stolpere in der Stunde ziemlich unglücklich durch meinen Unterricht. Ich bin oft deprimiert, oft auch recht traurig, denn ich fühle mich fehl am Platz.» Bei dieser Lehrerin waren Wissen und pädagogische Fähigkeiten vorhanden, und trotzdem geriet sie immer wieder in diese Situation. Das *Rotwerden* war für sie eine Hemmung, die sich dauernd steigerte, die über Komplexe in eine Neurose – in eine Fehlhaltung führte. Es war wie eine Schraube ohne Ende. Gertrud hatte inzwischen Angst, rot zu werden, und wurde natürlich rot. Die Angst verdichtete sich immer mehr, bei jeder Gelegenheit äußerte sich die vegetative

Störung als «plötzliche Gefäßerweiterung im Gesicht» – sie wurde rot.

«Ich hatte das schon als Kind», berichtete sie. «Immer, wenn z. B. etwas in meiner Klasse passiert war, wurde ich rot für andere. Die Lehrer wußten das bald und kümmerten sich später nicht darum, da ging es mir von selbst besser. Aber jetzt in meinem Beruf ist das eine scheußliche Situation. Je mehr ich davon loskommen will, um so schlimmer wird es. Ich habe morgens schon Angst vor dem Unterricht, besonders bei Biologie und Physik, obwohl gerade diese Fächer mir viel Freude machen und mir das Unterrichten liegt. Ich verstehe mich selbst nicht mehr.»

Der Einführung in das Autogene Training ging ein Gespräch voraus, in dem ich nach tief verankerten Ursachen suchte und ihr den Mechanismus, also die vegetativen Zusammenhänge des Rotwerdens, erklärte. Gertrud war, wie sie selbst berichtete, schon als Kind schüchtern, da sie sehr autoritär erzogen worden war. Auf Fragen, betreffend die Sexualität, erhielt sie nie eine Antwort. Sie wurde nicht aufgeklärt, der Körper war Sünde und alles, was damit zusammenhing. In jungen Jahren hatte sie einen Mitschüler sehr gern, mit dem sie aber nicht «gehen» durfte – wie es damals hieß. Ein Kuß, der beobachtet worden war, wurde als «Verbrechen» hingestellt. Gertrug zog sich ängstlich in sich selbst zurück, war viel alleine und wandte ihr ganzes Interesse der Schule zu. Erst durch den Lernprozeß, später durch das Studium, bekam sie Antwort auf all ihre Fragen, und das *Rotwerden* war als letzter Rest aus der unnatürlichen Erziehung und der bei ihr verankerten Angst zurückgeblieben.

Gertrud erlebte durch das Gespräch noch einmal in der Erinnerung einen Teil ihrer Pubertätsjahre und erkannte – fast blitzartig – die Zusammenhänge. Es hatte sich da etwas angestaut, das ich nur zu lösen brauchte. Ich konnte Gertrud konzentrativ in eine Innenschau führen, die tief verankerte Zusammenhänge erfaßte. Blieb nur noch zu klären übrig, daß bei bestimmten Rückerinnerungen vegetative Reaktionen an den Gefäßen zum Ausdruck kamen. Es kam über nervöse Einflüsse zur Gefäßerweiterung und damit zum *Rotwerden*. Dieses abzustellen – psychisch-physisch eine Harmonie zu schaffen –, war hier Aufgabe des Autogenen Trainings, das bereits in der Gefäßentspannung mit der Formulierung «Ich bin ganz warm» wirken sollte. Es gilt, von hier aus eine spezielle Übung zu entwickeln, und zwar die Gefäßentspannung zunächst konzentrativ auf die Füße zu richten – wie es *J. H. Schultz* humorvoll formulierte: «Dort sieht es ja keiner, wenn Sie rot werden», um über diese «Verlegung» dann endlich ganz frei zu werden. Ich bin frei, mein Gesicht ist kühl – ich stehe über der Situation. Mit diesen Formeln, die später auf der Basis der sechs Übungen des Autogenen Trainings aufgebaut wurden, gelang es auch Frl. Gertrud, ihr vegetatives Gleichgewicht wiederherzustellen und das Erröten abzustellen.

Ähnlich und doch wieder anders war es bei Frau Irene. Sie mußte sich ganz auf ihre Haut konzentrieren. Sie war 24 Jahre alt, glücklich verheiratet und von Beruf Friseuse. Sie arbeitete gern, konnte aber schließlich ihren Beruf nicht mehr ausüben, da sie bei Gesprächen mit Kunden nicht nur rot wurde, sondern im Gesicht und am Hals Blasen und dicke rote Quaddeln bekam. Jeder dachte an eine Allergie, an eine speziell ausgelöste Hautreaktion. Sie war bei vielen Ärzten, sie war stationär in Hautkliniken behandelt worden. Zeitweise war es dann besser, und die Reaktionen traten weniger heftig auf. Aber bei jedem neuen Menschen, den Irene traf, trat das alte Leiden auf.

Wann hatte Irene zum erstenmal diese Erscheinungen beobachtet? Diese Frage gab ich ihr in die konzentrative Einstellung des Autogenen Trainings mit, und schon bei der Einstellung auf die Schwereübung berichtete sie, daß sie diese Reaktionen erstmalig nach dem Tod ihrer Mutter bei sich beobachtet habe. Da ihr Vater bald wieder heiratete, war sie viel allein. Gerade in den entscheidenden Reifejahren wurde sie dadurch unsicher und ängstlich. Und damals hatte sie erstmals mit ihrer Haut zu tun, was sie aber nicht so beachtete, da man ihr sagte, diese Entwicklungskrisen gingen zurück. Aber bei Irene verschwand die Allergie nicht. Im Gegenteil – bei schwierigen Situationen trat sie heftiger auf. Auffallend war natürlich das Ausbleiben dieser Hautreaktionen, wenn sie mit ihrem Mann zusammen war. «Vielleicht, weil ich mich gleich so geborgen fühlte», antwortete sie mir, als ich sie danach fragte. Er war acht Jahre älter als sie.

Als sich Irene mit Hilfe unserer Gespräche und des Autogenen Trainings über die möglichen Ursachen und Zusammenhänge klare Vorstellungen machen konnte, verschwand schon nach Erlernen der 2. Übung, der Wärmeübung, ihr Leiden.

Natürlich darf man, sowohl bei Frl. Gertrud als auch bei Frau I., nicht nur die Wärmeübung des Autogenen Trainings als Schlüssel zum Erfolg betrachten.

Bei beiden lag eine in den Pubertätsjahren angelegte «Angstneurose» vor. Beide konnten gerade in den entscheidenden Entwicklungsjahren ihre Probleme nicht bewältigen und die Haut, d. h. die Gefäße reagierten als «Seismograph der Seele» – als eine Ventilreaktion.

Wenn auch von analytischer Seite immer behauptet wird, in solchen Fällen wäre die Psychoanalyse das Mittel der Wahl, so habe ich persönlich beim Autogenen Training – natürlich in Verbindung mit gezielten Gesprächen und entsprechenden konzentrativen Einstellungen der Hilfen – die beste Erfahrung gemacht.

Das Autogene Training, das für den Menschen einen Weg zum «Selbst» darstellt, befähigt über die *Selbsterkenntnis* zu einer *Innenschau*, wie J. H. Schultz sie nennt, die hier nur angedeutet wird, die aber bei jeder neu erlernten Übung mehr zum Tragen kommt und auf der Basis der Unterstufe in das Übungsprogramm eingebaut wird.

Ich atme ruhig aus und ein, ich bin gelöst, entspannt. Ich bin vollkommen ruhig, ich bin ganz schwer, ich bin ganz warm.

Jeder, der gelernt hat, sich konzentrativ ruhig zu stellen, erfährt durch die ersten beiden Übungen bereits eine Loslösung, eine Abstandsgewinnung zu dem, was ihn belastet, und damit schon die erste Phase der Erholung – innerlich und äußerlich. Es fällt ihm alles leichter, kleine Nöte und Sorgen treten zurück. Wesentliches fällt auf, und die Dynamik zu schöpferischem Tun wächst.

Die Herzübung

«Wie kann ich mein vor Aufregung klopfendes Herz beruhigen? Mir geht alles aufs Herz», klagte Frau U., «und dann bekomme ich solche Angst, und dann wird es mit dem Herzen noch schlimmer. Nachts wache ich auf vor Herzklopfen – das schlägt immer so. Ich hoffe, daß ich das mit dem Autogenen Training schaffe.»

Nachdem sie erst einmal gelernt hatte abzuschalten, völlig ruhig zu sein, konnte sie auch ihr Herz beeinflussen.

«Mein Herz arbeitet ruhig und gleichmäßig», war die Formel, mit der sie ihr Herz ansprach und auch Erfolg hatte.

So konnte sie wieder ruhig schlafen.

Das Herz war oft untersucht und für gut befunden worden. Das EKG, die Leistungsprüfung, alles war in Ordnung, und so konnte sie nie verstehen, daß das Herz in solch einem Maße reagierte.

Aber es war der Seismograph ihrer Seele, er fing die ungelöste Konfliktsituation ihres Lebens auf, und diese lag im Zusammenleben mit ihrer Schwiegermutter. «Mit der Frau läßt sich einfach nicht auskommen», klagte sie und schilderte die Zustände in ihrer Familie. «Die Schwiegermutter will alles wissen, alles befehlen und immer das letzte Wort haben. Dadurch gibt es Meinungsverschiedenheiten zwischen meinem Mann und mir, und das macht das Leben schwer. Es hat keinen Zweck, mit dieser Frau zu reden. Ich habe es oft versucht», so schilderte Frau U. ihre Situation, die auf ihr lastete.

Nun hieß es eine positive Einstellung zu finden, am besten den Konflikt zu lösen. Da die alte Dame schwach und hilflos war, kam ein Altersheim nicht in Frage, auch wollte das ihr Mann nicht. Aber was tun?

Sie schaffte mit der Ruheeinstellung im Autogenen Training das, was sie früher nicht vermochte: abzuschalten, sich nicht zu ärgern, alles nicht tragisch zu nehmen. Die Einstellung hatte sich geändert. Anstatt immer gleich «an die Decke zu gehen», sah sie auch das Alter ihrer Schwiegermutter, die Zusammenhänge und alles das, was ihr früher verborgen geblieben war. «Ich bin einfach weiser geworden», sagte sie selbst und konnte dadurch die Sekundärauswirkung, nämlich die spürbare Belastung ihres Herzens, verhüten.

So wie Frau U. gibt es viele Menschen, die mit ihrem Herzen auf ungelöste Lebenssituationen reagieren.

Das hatte auch Helmuth erfahren, der wie viele vorher und nachher sich mit dem Satz «*Ich kann nicht mehr*» in meiner Praxis auf den Stuhl setzte. «Ich weiß, ich werde bald einen Herzinfarkt kriegen – vielleicht habe ich ihn schon. Frau Doktor, meine Herzschmerzen werde ich überhaupt nicht mehr los. Ich schaffe das ganze Leben nicht mehr!» Und ich ließ ihn auspacken, sich alles von der Seele reden und hörte zu. Gerade solch belastete Menschen mit ihrer inneren Angst vor der drohenden Krankheit müssen als Vorbereitung für das Autogene Training eine Möglichkeit haben, dem Arzt ihre Not zu unterbreiten. Schon oft war Helmuth, der auf die Belastungen des Lebens mit Herz und Kreislauf reagierte, untersucht worden – gründlich und von allen Seiten. Zu seiner Beruhigung, aber auch zu seiner Beunruhigung, wie er sagte, war noch nie etwas dabei herausgekommen: allenfalls eine «Herzneurose». Seine Beschwerden, obwohl er o. B. war, blieben. Bei Aufregungen, Ärger, aber auch nachts während des Ruhens traten oft scheußliche Schmerzen in der linken Brust auf, die in den linken Arm ausstrahlten – also Symptome, die zu einer Angina pectoris gehören. Er nahm dann eine Beruhigungs- oder Schlaftablette, legte sich auf die rechte, statt wie sonst auf die linke Seite und versuchte einzuschlafen. Immer wieder wurde er wach; die Gedanken an das Geschäft, an die fälligen Abschlüsse ließen ihn nicht los. Das Gespräch mit Geschäftspartnern, das bis weit über Mitternacht gedauert hatte, mußte verdaut werden. Bei alledem rauchte Helmuth übermäßig, da nach seiner Meinung die Zigarette das einzige Mittel zur Entspannung und Konzentration war. Er trank, da er glaubte, es dringend nötig zu haben, Alkohol: vor dem Essen den nötigen Aperitif, zum Essen Wein, hinterher Sekt, oder es gab mal einen «Bierabend», alles geschäftlich natürlich, und so pflegte er vor allem auch sein Übergewicht. Zu viele Pfunde lasteten auf ihm; Bewegung – früher betätigte er sich sportlich – verschob er auf den Urlaub, der allerdings wegen dringender Geschäfte verkürzt oder verspätet genommen wurde. Und wenn man sein Leben durchleuchtete, den Tagesablauf mit ihm durchging, den er meist sitzend, rauchend, redend, diktierend, telefonierend, sich aufregend und ärgernd erlebte, ist es verständlich, daß die Gefahr eines Spontanzusammenbruchs, eines Herzinfarkts nahe lag. Das war also, auch nach seiner Meinung, eine Frage der Zeit, trotz seiner erst 42 Jahre. Und die Angst vor einem solchen Ereignis zeichnete sich in seinem Gesicht ab: Seine Augen blickten unstet, er schwitzte vor Erregung, er berichtete, wieviel Tabletten – zur Beruhigung, zur Anregung, zur Verdauung, zur Schmerzbekämpfung – er in seiner persönlichen Apotheke habe. «So geht es ja nicht weiter, das weiß ich selbst», sagte er und berichtete nach einigem Zögern, daß auch seine Ehe nicht mehr in Ordnung sei. «Vor lauter Geschäft sehe ich meine Familie höchstens am Wochenende. Meine Kinder liegen im Bett, wenn ich nach Hause komme, und morgens bin ich wieder im Dienst. Meine Frau – sie weigert sich weiter, ‹nur› meine Haushälterin zu sein – ist sehr verstimmt. Und ich kann es verstehen.»

All dies brach aus ihm heraus, und er wurde sich bei

seinem Bericht immer mehr bewußt, wie falsch er lebte. Früher, als er noch kleiner Angestellter der Firma war, hatte er all die Sorgen, die er als geschäftsführender Prokurist hatte, noch nicht. Er war unter das Joch des beruflichen Ehrgeizes geraten – und das war schlimm für ihn. Er war nun an der Grenze angekommen, hatte erkannt, wie gefährlich er lebte.

Auch er wußte etwas von den Risikofaktoren, die einen Herzinfarkt auslösen, er wußte um die Gefahren des unmäßigen Rauchens, des Übergewichtes, des Bewegungsmangels, verbunden mit der Streßsituation, der Überlastung und Überforderung, und er ahnte die Gefahren einer Zerrüttung seines Familienlebens.

Heute kam er nicht nur zum Arzt, um seinen Blutdruck, sein EKG kontrollieren und sein Blut speziell auf den Fettgehalt kontrollieren zu lassen, das kannte er alles; er kam auch nicht, um besondere Tabletten zu bekommen. Heute kam er, um sich über das Autogene Training zu informieren – mit dem Wunsch, es zu lernen. «Als ich noch hier wohnte und Sie davon sprachen, habe ich darüber gelacht und gefragt: Was soll ich damit?» Jetzt mußte es eine echte Lebenshilfe für Helmuth werden – und war in vielen Beziehungen. Helmuth, der abgesehen von seinem erhöhten Blutdruck und dem Übergewicht zum Glück keine anderen krankhaften Veränderungen aufwies, verordnete ich einen «Gesundungsurlaub» – einen «gesundheitsaktiven» Urlaub aus der Sicht der Vorsorge –, denn bei Helmuth galt es, die Erkrankung, möglicherweise den Herzinfarkt, zu verhüten. Er befand sich in einem Zustand, den ich als «gespannte Erschöpfung» bezeichne. Aus dieser Krise herauszukommen, konzentrativ Ruhe in sein Leben hineinzubringen, die über das vegetative Nervensystem am Herzen ausgelöste Reaktion abzufangen und zu verhüten, dies war jetzt unsere Aufgabe.

Hier galt es, in vielen Bereichen einzugreifen und tätig

zu werden. Die Einsicht zu wecken, die Lebensform kritisch zu betrachten und auf gesundheitliche Forderungen einzustellen, war die erste Aufgabe, die mit Hilfe des Autogenen Trainings gelöst werden mußte.

Über die konzentrative Einstellung der Ruhe ordneten sich die Gedanken, die über das steigende Gesundheitsbewußtsein Forderungen in aller Konsequenz stellten. Zunächst fiel es ihm schwer, denn: «Die Ruhe macht mich verrückt», meinte er. Doch nach einigen Tagen des Übens gelang es Helmuth, «sich in die Ruhe hineinfallen zu lassen» und dadurch Abstand zu den ihn bedrängenden Ereignissen und Erinnerungen zu bekommen.

«Eins nach dem anderen, diesen Satz denke ich in der Ruhe», protokollierte Helmuth, und es gelang ihm bald, tatsächlich «*abzuschalten*».

Und dann begann er mit dem Erlernen der Übungen: Entspannung der Muskeln und Entspannung der Gefäße. Merkwürdigerweise lernte er das viel schneller als ich dachte. Er war so erschöpft, daß die sich ihm jetzt bietende Pause und Entspannung für ihn genau das richtige war. Er nahm sich einfach Zeit aus der Überlegung heraus, sich damit eine für ihn unvermeidliche Erkrankung zu ersparen und er kostete das Gefühl der möglichen «Selbsthilfe» bewußtseinsfreudig aus.

«In letzter Minute bin ich noch zurechtgekommen», meinte er, «ich bin schon ein neuer Mensch.» Nun, das wird im Urlaub mancher von sich sagen; wichtig ist, daß eine solche Hilfe, wie sie das Autogene Training dem überreizten, überforderten Menschen unserer Tage bietet, mit in den Alltag genommen und eingebaut wird.

Helmuth war inzwischen soweit.

Vollkommen ruhig! Gelöst! Entspannt! Schwer! Warm!

Die Umschaltung und die konzentrative Einstellung gelangen rasch. Er konnte inzwischen alles Bedrängende beiseite schieben und war dann bereit für die 3. Übung – die Herzübung des Autogenen Trainings.

Mein Herz schlägt vollkommen ruhig und gleichmäßig!

Helmuth, der schon bei der ersten Übung einen beruhigenden Effekt für sein Herz verspürte, wurde von mir, da es ja hier um seine spezielle Reaktion ging, über die Arbeit des Herzens informiert.

Es ist wesentlich, daß der Mensch über die Funktion seiner Organe in seinem Körper Bescheid weiß, daß er sozusagen eine Beziehung dazu aufnimmt.

«Wie kommt es, daß mir alles aufs Herz schlägt? Und kann man wirklich mit dem Autogenen Training Herz und Kreislauf beeinflussen?» Das sind Fragen, die einem immer wieder gestellt werden. Und aus der Statistik ist ersichtlich, daß organisch gesehen der Teilnahmegrund «vegetative Herz- und Kreislaufstörung» mit an der Spitze steht.

Man fühlt sein Herz, man bekommt Herzklopfen vor Angst, Schmerzen in der linken Brustseite infolge einer Durchblutungsstörung des Herzens, Schmerzen im linken Arm, herrührend von einer Gefäßenge, und zwar im Bereich der Herzkranzgefäße und damit von einem Sauerstoffmangel, von nicht abtransportierten Schlacken – wie Milchsäure und Brenztraubensäure. Ganz gleich, welche der heute oft noch umstrittenen Theorien über die «funktionelle Angina pectoris» nun letztlich richtig sein wird, der Betroffene empfindet die Durchblutungsstörung des Herzens bedrohlich und bekommt Angst. Dabei können wir dankbar sein, daß es das «Warnampelsystem Herz» gibt. Praktisch sieht das z. B. so aus: Der Mensch ärgert sich; er regt sich auf; er ist wie Helmuth überlastet. Die Gedanken bestürmen ihn und lassen ihn nicht zur Ruhe kommen. Er kann schwer einschlafen, wacht öfter in der Nacht auf. Eines Tages bekommt er ganz leichte Schmerzen, aber er spürt sein Herz – links in der Brust. Früher wußte er gar nicht, daß er dort sein Herz hatte. Jetzt fragt er sich: Kommt das vom Herzen? Er schläft auf der linken Seite nicht mehr ein, überhaupt ist es unangenehm, auf der linken Seite zu liegen, es stört irgend etwas. Tagsüber greift die linke Hand ganz unbewußt an die linke Brustseite, oft unter die Achsel. Er wechselt die Aktentasche häufig von links nach rechts. Er ist nervös, er wird bei jeder Kleinigkeit gleich laut, fällt sich selber und seiner Umwelt zur Last. In einer ruhigen Minute streicht er sich über die Stirn. Was ist mit mir los, denkt er, und immer öfter spürt er sein Herz. Er lebt statt in einer konzentrierten in einer nervösen Aktivität. Zu Hause kennt die Frau den Mann, kennen die Kinder den Vater kaum wieder. Er ist abgearbeitet, erschöpft, nervös. Seine Frau schickt ihn zum Arzt. Er kommt erleichtert nach Hause – alles nur nervös. Ich muß mal weniger tun, meint der Doktor. Man ist erleichtert, und das alte Leben geht weiter – in Hast, Hetze, Ärger, ungelösten Schwierigkeiten. Die inzwischen aufgekommene Angst ist verdrängt, irgendwo in der Tiefe jedoch lauert sie, und in einer schlaflosen Nacht ist sie wieder da. Und eines Tages ist es soweit. «Stell dir vor, Herr X hat einen Herzinfarkt. Dabei hätte ich das nie gedacht, er ist doch so jung und sportlich», erzählen die Nachbarn. Unerwartet für die Umgebung, gefürchtet vom Patienten, tritt dann plötzlich der Zusammenbruch auf, heute besser steuerbar als früher, aber trotzdem für jeden deprimierend. Wenn man weiß, daß die sogenannten vegetativen Herz- und Kreislaufstörungen der Beginn späteren Versagens sein können, was bedeutet, daß Lebensmut, Leistungskraft und Lebensfreude eingeschränkt werden, dann ist das Autogene Training in seiner Eigenschaft der spezifischen Herzbeeinflussung mit all seinen Konsequenzen eine

Hilfe, die jeder individuell gesteuert ausnützen kann und sollte.

Helmuth hat es gelernt, mit der Herzübung im Autogenen Training eine Streßabschirmung, wie auch eine Durchblutungsförderung des Herzmuskels herbeizuführen. Eine Herabsetzung der anderen Risikofaktoren wie z. B. Rauchen und übermäßiges Essen, muß natürlich hinzukommen.

Der Erfolg der konzentrativen Beeinflussung im Autogenen Training hat gerade für das Herz gesehen einige Stufenschaltungen. Zunächst löst die konzentrative Einstellung auf die Ruhe als Ouvertüre zu den Übungen die Spannungen ganz allgemein.

Ruhe, Schwere und Wärme – eine von innen aufsteigende konzentrative Kraft wendet sich unter ruhiger Aus- und Einatmung in der Vorstellung dem Herzen zu. Der Pulsschlag, der die Arbeit des Herzens anzeigt, soll keineswegs zu schnellerer oder langsamerer Schlagfolge beeinflußt werden – es geht hier lediglich um eine Normalisierung des Herzschlages, um ein Ansprechen des nervös über das vegetative Nervensystem fehlgesteuerten Herzens.

Mein Herz schlägt ruhig und gleichmäßig – diese Übung spricht die natürliche dynamische Herzkraft an. Der Mensch wird Herr seiner Herzangst, er spürt, daß er selbst etwas tun kann. Die Übung kann gedanklich wie folgt ablaufen:

Jedem ist bekannt, daß seelische Erregungen die Herztätigkeit beeinflussen können. Ein Schreck – und das Herz erhöht seine Tätigkeit. Trauer läßt, wie man sagt, das Herz stillstehen. Man weiß heute, daß die sogenannte *unwillkürliche Muskeltätigkeit* unter gewissen Voraussetzungen auch dem «Willen» unterliegt, allerdings nicht durch «Wollen», sondern durch konzentratives Vorstellen.

Ich begebe mich in die Liegestellung, lege aber die

rechte Hand aufs Herz. Da der Arm schwer wird und drückt oder auch abrutscht, legen wir unter den Ellbogen so viele Kissen oder zusammengefaltete Decken, bis der Arm *waagerecht* aufliegt.

Wir halten die normale Reihenfolge der Ruhe-, Schwere- und Wärmeübung ein, dann stellen wir uns unser Herz vor. Jeder weiß, daß es ein Pumpwerk ist, das das Blut durch den Körper treibt. Wenn auch alle Adern mitpulsen, so bleibt diesem wunderbaren Muskel doch die Haupttätigkeit. Durch die Arterien treibt das Herz sauerstoffbeladenes Blut in die feinsten Äderchen, die Kapillaren. Dann strömt das mit Kohlendioxyd (Kohlensäure) beladene Blut durch die Venen ins Herz zurück, um von da durch die Lungen getrieben zu werden. Dort gibt es die Kohlensäure ab und lädt sich mit frischem Sauerstoff auf. Da wir später das Blut auch an kranke Körperzellen lenken wollen, so stellen wir uns auch später diesen Kreislauf immer wieder vor.

Das Herz ist ein weiteres Wunder unseres Körpers. Wir danken ihm für seine unermüdliche Arbeit. *Wie schlägt es ruhig und kräftig!* Wir stellen uns das Herz wie *eine Pumpe* vor. Man sehe sie plastisch vor sich. Wir sehen, wie es arbeitet und das Blut in den rechten, dann in den linken Arm und dann in das rechte, dann in das linke Bein schickt. Wir sagen in der Vorstellung, daß unser Herz gesund ist.

Wir hören seinem Schlage zu, den wir mit der rechten Hand erspüren. Später kann man lernen, den Herzschlag zu regulieren. Jetzt lernen wir den Anruf: *Herz schlägt ruhig und gleichmäßig.* Wir lenken unser Herz. (Siehe Abb. Seite 46)

Wenn man weiß, daß es in Indien Menschen gibt, die ihr Herz – es wurde dies experimentell nachgewiesen – für 1–2 Minuten aufhören lassen zu schlagen, bekommt man eine leise Ahnung von der in uns wohnenden Konzentrationskraft und -fähigkeit und wundert sich, daß die

Methode des Autogenen Trainings nicht schon weit gebräuchlicher ist.

Hat man sich eine Vorstellung des Herzens verschafft, von seiner Arbeit, seiner Leistungsfähigkeit, bieten sich hier noch zusätzliche Hilfen an. Die Übungsformel: *Das Herz schlägt ruhig und gleichmäßig* läßt sich in bezug auf die Durchblutungsförderung erweitern, so z. B.: *Das Herz schlägt ruhig und gleichmäßig, kräftig und regelmäßig*. Eine Hörerin des Gruppentrainings hatte damit großartige Erfolge. Sie sprach ihr Herz dann auch persönlich an: «Du Herz, nun arbeite gut.» Sie berichtete im Rahmen einer VHS-Gruppe, daß sie seit Erlernen des Autogenen Trainings keinerlei Herzbeschwerden mehr gehabt hätte. So ist es möglich, aus der Umwelt kommende Fehlreaktionen, die sich an Herz und Kreislauf auswirken, in die Hand zu bekommen. Selbstverständlich lassen sich auch Herzkrankheiten mit dem Autogenen Training günstig beeinflussen, doch hier kann Übung und Einstellung nur unter fortwährender ärztlicher Kontrolle vorgenommen werden.

Nach Möglichkeit aber sollte das Autogene Training unter ärztlicher Erstinformation und Kontrolle – wie dies ja auch im Gruppentraining im Rahmen einer Praxis, in der Volkshochschule oder in der Deutschen Gesellschaft für Gesundheitsvorsorge geschieht, eingeleitet und durchgeführt werden. Dort kann der Übende auch einiges über die Funktion seines Herzens, seines Kreislaufes und seines Blutdruckes erfahren.

Helmuth wußte nun Wesentliches und Unwesentliches zu trennen: Er konnte sich von dem Druck des «Gelebtwerdens» frei machen. Er erreichte dank konzentrativer Einsicht, gepaart mit einem erheblich gesteigerten Vorstellungsvermögen, eine Lebenseinstellung, die ihn befähigte, mit eigenen Kräften an die Lösung seiner gestellten Aufgabe heranzugehen. «Mich beherrschen nicht mehr die Situationen», so sagte er, «ich bin es, der sie wieder beherrscht.» Ich habe diesen Fall, der variiert tausendfach vorkommt, aus meiner persönlichen Erfahrung herausgenommen, um die vielen angelegten Möglichkeiten einer Hilfestellung aufzuzeigen.

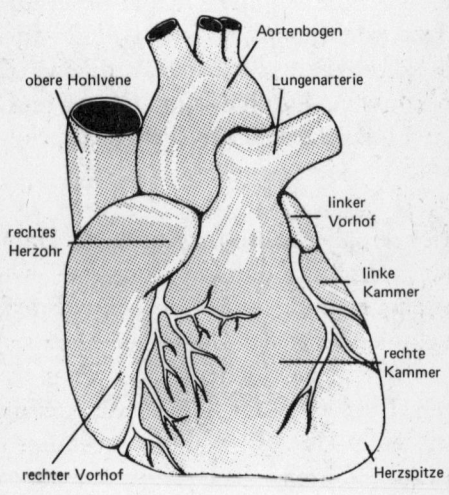

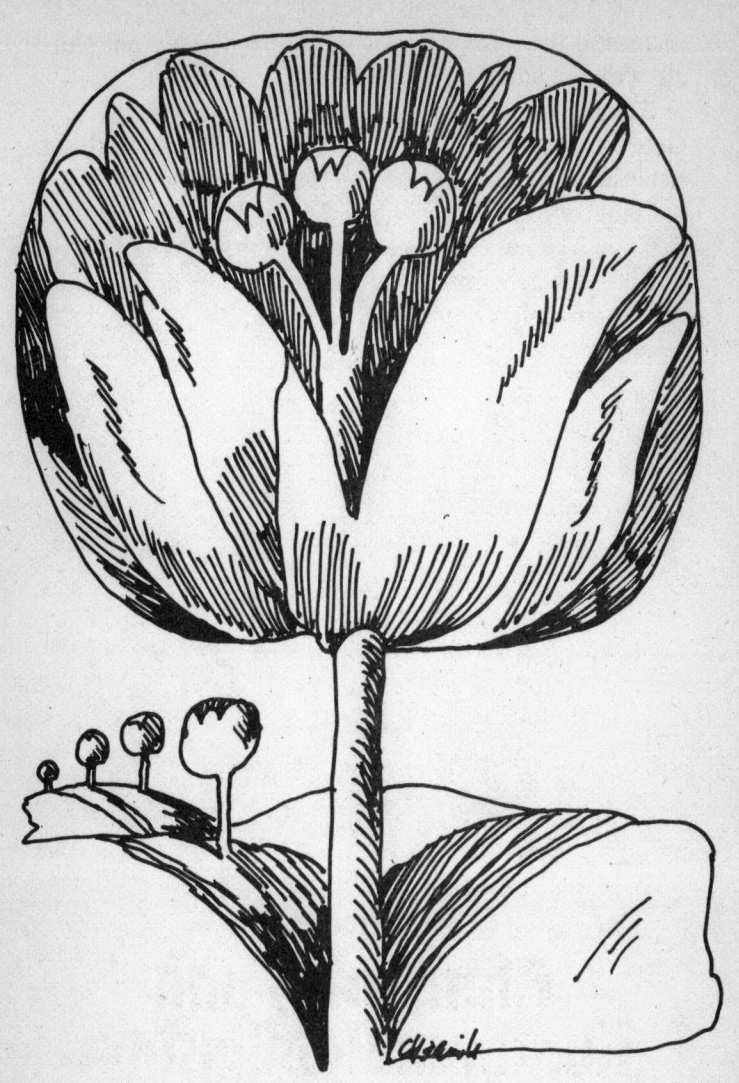

Die Ruhe ...

... sollte heute sein, was sie, in anderem Sinne, schon einmal war: erste Bürgerpflicht.

Eines der wirkungsvollsten Beruhigungsmittel ist Geld. Zwar ist es nicht frei von Nebenwirkungen, aber es hält eine ganze Menge Sorgen fern.

Leider wirkt die berühmte Methode Coué («Es geht mir von Tag zu Tag besser – es geht mir von Tag zu Tag besser – es geht mir ...») nur aufs leibliche und nicht aufs finanzielle Wohlbefinden.

Pfandbrief und Kommunalobligation

Meistgekaufte deutsche Wertpapiere - hoher Zinsertrag - schon ab 100 DM bei allen Banken und Sparkassen

Verbriefte 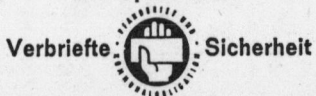 Sicherheit

Die Atemübung

Eingebettet sind alle Übungen des Autogenen Trainings in die Atemübung, die speziell als vierte Übung herausgestellt wird; sie zieht sich wie ein roter Faden durch alle Übungen hindurch.

Schon das erste Ansprechen der Atmung – ruhig ausatmen – bringt einen Akzent der Ruhe, eine Einführung in die Ruhe. Ruhig atmen, ruhig sprechen, konzentriert sein – damit hat man bereits eine Gedankenverbindung. Mit einem Menschen, der vor Angst «hechelt», muß man versuchen, in ruhigem Rhythmus zu atmen, ihm damit Ruhe zu vermitteln und die meist vorhandene Angst einzudämmen.

Atmung vollkommen ruhig heißt die konzentrative Einstellung auf das Atmen. Der Mensch soll sich seiner Atmung, des Rhythmus' der Atmung, bewußt werden und soll die Wirkung der Atmung spüren. Er muß lernen, daß er automatisch atmet, daß er «geatmet wird».

Über die Vorstellung eines Atemrhythmus, z. B. eines wogenden Kornfeldes, sich im Sturm wiegender Baumwipfel, heranbrausender Meereswogen stellt sich der Übende innerlich auf die Atmung ein. Über die konzentrative Einstellung – *Atmung ganz ruhig* – empfindet er Unendlichkeit. Bescheiden tritt der Übende hier vom Ich – vom Ego – zurück, und spürt das steuernde Prinzip in sich *selbst*.

Um die Atmung zu erfassen, sollte man etwas vom physiologischen und physikalischen Vorgang wissen. Mit jedem Atemzug nehmen wir Sauerstoff aus der Luft in unsere Lungen auf und geben Kohlendioxyd bei der Ausatmung ab. Das sauerstoffreiche Blut strömt über das zuleitende Arteriensystem in den Körper – in jede Körperzelle. Nach dem vorangegangenen Gasaustausch, der äußeren Atmung, vollzieht sich nun die innere Atmung, die Abgabe von Sauerstoff an die Zelle und die gleichzeitige Abgabe von CO_2 aus der Zelle. Das Blut strömt dann über das Venensystem in die Lunge zurück, und der Vorgang beginnt von neuem.

Viele Muskeln sind bei der Atmung aktiv beteiligt, der größte von ihnen ist der Atemmuskel – das Zwerchfell, das sich bei der Einatmung nach unten senkt und bei der Ausatmung nach oben steigt. Darum wird der Bauch bei der Einatmung dick, bei der Ausatmung dünn.

Wesentlich ist, daß der Atemvorgang als Ganzheitsgeschehen erfaßt wird, daß der Mensch sich eins fühlt mit und in seiner Atmung – dem Auf und Ab, den ruhig ausschwingenden und wieder zurückkehrenden Wogen. Wir sprechen mit den Wellen der Atmung! Unsere Sprache wird getragen, ausgetragen, formuliert, schwingend und tönend. Man atmet frei, man spricht frei, man ist frei – und kann diese Fähigkeit durch das Autogene Training herbeiführen und üben.

Klaus litt unter Asthma – einem vegetativ gesteuerten Asthma. Bei Aufregungen, vor allen Dingen bei Angstzuständen, litt er unter einem Krampfzustand der Bronchien. Begonnen hatte es, als er in die Schule kam, und verschlimmerte sich von Jahr zu Jahr. Eine Allergie gegen bestimmte Stoffe konnte man nicht feststellen. Auch Seeaufenthalte und Ferien in Höhenluft hatten keine wesentliche Besserung gebracht. Es war Angst, die sich auf seine Bronchien legte, ihn in seinem Denken und Tun hemmte. Je größer die Angst war, desto schlechter bekam er Luft, und man hörte ihn schon von weitem röcheln und pfeifen. Die schulischen Leistungen sanken ab. Dieser Junge, inzwischen 12 Jahre alt, litt sehr darunter und nahm nun an den Gruppenübungen des Autogenen Trainings für Kinder teil, ergänzend auch an Bewegungsübungen, Malen, Zeichnen und Spielen; aber es gelang ihm nicht wie den anderen, abzuschalten und sich konzentrativ einzustellen. Er hinkte hinterher, und ich versuchte, diesen Zustand mit Hypnose zu überbrücken. Der Junge – voller Vertrauen – ließ sich sehr schnell in den gewünschten Entspannungszustand versetzen und empfing von mir, in prägnante Vorsätze gefaßt, den Auftrag, gut und ruhig zu atmen. Der Junge, vorher noch aufgeregt, kurzatmig, mit bläulichen Lippen, begann ruhig und rhythmisch aus- und einzuatmen, völlig gelöst und entspannt. Die Mutter konnte es kaum fassen, als sie ihren Jungen in dem Zustand sah, und sie war noch glücklicher, daß sich nach einigen Einzelbehandlungen der Krampfzustand der Bronchien langsam immer mehr besserte. Mit dem Einsatz des Autogenen Trainings – speziell natürlich der Atemübung – war Klaus nach sechs Wochen schon so weit, daß er den «Anfall» verhüten konnte. Früher reagierte er gleich mit Angst auf die Bedrohung der Atemnot, die den Anfall erst recht auslöste oder verstärkte, heute konzentriert Klaus sich selbst auf eine Atmung aus der Ruhe heraus. Er überläßt sich der Atmung und ihrem Rhythmus. Klaus hat gelernt, sich zu lösen, sich zu lassen. Er setzt das Autogene Training mindestens dreimal am Tag, und natürlich noch mehr bei Bedarf, ein – und es ist sehr überzeugend, diesen Jungen bei der konzentrativen Durchführung seiner Aufgabe zu beobachten. «Nun kann ich selbst etwas tun, Frau Doktor», sagte er freudestrahlend, «ich merke richtig, wie die Ruhe mir guttut, ich brauche nun nicht mehr voller Angst zu warten.» Mit dem Autogenen Training konnte man Klaus gewissermaßen einen persönlichen Schutz geben, dessen Bedeutung der Junge voll und ganz erfaßt hat.

Und der zweite und für Klaus sehr schöne und beachtliche Erfolg lag in der neu gewonnenen Fähigkeit, «frei» zu sprechen. Er mußte ergänzend zu den Übungen singen und aktiv atmen – die Seufzeratmung, die Ruderatmung, die Schwungatmung und die Ruheatmung.

Atemübungen müssen über eine Vorstellung durchgeführt werden.

Ich seufze meine Last ab, werfe sie mit den Armen weg. (Seufzeratmung)

Ich ziehe die Ruderholme zu mir heran und schwinge sie. (Ruderatmung)

Ich schwinge beide Arme von der Mitte zur Seite, im Kreis und im Fallen der Arme stoße ich den Atem aus. (Schwungatmung)

Ich schließe die Augen, lege die rechte Hand auf meinen Leib, die linke in den Rücken und atme ruhig aus und ein, hin und her. (Ruheatmung)

Klaus war eifrig, bereit und voller Vertrauen zum Arzt und zu sich selbst. Er weiß heute – nach einem Jahr – nichts mehr von seinem Asthma, ist frei und sicher im Auftreten, hat das nötige Selbstbewußtsein, und in der Schule ist er, da nun seine Hemmungen fortfallen, ein gleichmäßig guter Schüler. Die Ursache, auch das mußte man herausfinden, zum Auftreten dieses Asthma ist wahrscheinlich in einem Schulerlebnis zu suchen, das der Junge nach der dritten Hypnosebehandlung berichtete. Er war klein und zierlich, etwas «anders» als die anderen, und man hatte ihn im ersten Schuljahr auf dem Heimweg grausam verprügelt, ihm Bilder weggenommen und einige Sachen, die er liebte. Um sich nicht zu «blamieren» nach dem Motto «ein Junge weint doch nicht», hatte er seinen Kummer vergraben. Der Mutter fiel auf, daß er plötzlich nicht mehr in die Schule gehen wollte. Warum, wußte sie nicht.

Das damals in die Tiefe der Seele versenkte und bis heute verborgene Erlebnis kam als wahrscheinliche Ursache der Fehlhaltung ans Licht. Einmal alles klar besprochen, brachte es den befreienden Anfang der Lösung, der Entspannung, die durch das Autogene Training eine feste Bahnung erfuhr.

Frau O. hatte Asthma ungeklärter Genese. Kein Arzt wußte, sie selbst auch nicht, wie sie zu ihrem Asthma kam. Es war einfach da, und sie mußte sich damit abfinden. Kein Mittel half, keine Luftveränderung – nichts. Und äußerst merkwürdig war das unmotivierte Auftreten der Asthmaanfälle. Es gab längere und kürzere Pausen, sie hingen nicht mit dem Wetter und nicht mit der Periode zusammen. Ihre Kinder machten ihr Freude, und die Ehe war, obwohl der Mann als Pilot selten zu Hause war, glücklich. Am besten ging es ihr – das war ihr aufgefallen –, wenn ihr Mann daheim war, so daß dieser selbst kaum einen der schweren Asthmaanfälle miterlebte. Eines Tages las sie die Ankündigung des Autogenen Trainings in der VHS: «Vielleicht ist mein Asthma nervösen Ursprungs», dachte sie. Sie lernte dort zusammen mit anderen, die Bedeutung des Autogenen Trainings kennen. Dann berichtete sie in einem Brief folgendes:

«Gestern abend sprachen Sie über die Angst, dabei ist mir klargeworden, daß auch ich Angst habe! Mehr als ich dachte! Ich habe sie wohl immer verdrängt, wie Sie es erklärten. Kann das sein, daß ich vor lauter Angst um ‹meinen Mann in der Luft› Asthmaanfälle kriege? Wie könnte ich da arbeiten, was muß ich tun?»

Die Aussprache brachte uns dem Ziel, nämlich die Ursache der Asthmaanfälle aufzufinden, näher. Zeit des Auftretens, die innere Beziehung zum Beruf des Ehemannes und schließlich, das ließ sich klar herausarbeiten, die unterschwellige, bisher nicht bewußt gewordene Angst, wenn er auf dem Heimflug war. Während der Teilnahme am Autogenen Trainig fiel ihr auf, daß sie gerade dann Asthmaanfälle bekam, wenn sie ihren Mann erwartete, und daß die Anfälle wie ein Spuk verschwanden, wenn er seine Heimkehr telefonisch aus dem Flughafen meldete.

Auf Grund dieser Tatsachen konnten entsprechende Vorsatzbildungen ganz gezielt – individuell eingestellt – im Autogenen Training erarbeitet werden. Und Frau O. hatte innerhalb eines halben Jahres ihre Asthmaanfälle überwunden.

Atmung ganz ruhig – es atmet mich, diese Übung «durchströmte» sie, wie sie sagte. Sie war froh und zuversichtlich und hatte ihre innere Aufregung und Angst überwunden. Ich übe täglich dreimal und habe mich nun selbst in der Hand.

Ruhe
Schwere
Wärme
Mein Herz schlägt ruhig und gleichmäßig
Atmung ganz ruhig – es atmet mich.

So weit sind wir jetzt. Wer eine innere Beziehung zu sich gefunden hat, wer in einem Kursus, in Vortragsabenden oder nach persönlicher individueller Einstellung durch seinen Arzt täglich und regelmäßig übt, müßte diese geforderten Umstellungen erreichen – ganz von selbst.

Die Sonnengeflechtsübung

Sonnengeflecht – was ist das? Es ist der Anteil des vegetativen Nervensystems, der wegen seiner innigen Verflechtung der Nervenfasern so heißt: der «plexus solaris», das Sonnengeflecht. Es beeinflußt den gesamten Bauchraum, den Magen, den Darm, die Leber mit der Gallenblase, die Drüsen der inneren Sekretion und somit auch die Bauchspeicheldrüse, die Sexualdrüsen – kurz, alle Organe und Organsysteme, die unterhalb des Zwerchfelles liegen. Wenn man seine Hand auf den Oberbauch legt – zwischen Brustbeinende und Nabel –, erfaßt man die «Gegend».

Mein Sonnengeflecht ist strömend warm, ist als 5. Übung im Autogenen Training der Schlüssel für viele Umschaltungen im Organsystem. Man kann z. B. diese Vorstellungen zu Hilfe nehmen: in einem warmen Bade zu sitzen, eine warme Kompresse auf dem Leib zu haben, sich die Sonne auf den Leib scheinen zu lassen, und schon empfindet man seinen Leib strömend warm.

Es ist eine Übung, die schwierig zu sein scheint, die aber schnell erlernt wird, wenn man sich darin versenkt. Man muß sich nur darüber im klaren sein, daß die Beeinflussung der Organe, also die Umschaltung, sehr intensiv ist; somit sollte man also über seinen Gesundheitszustand Bescheid wissen. Mit der Übung *Sonnengeflecht strömend warm* erreicht der Übende eine Intensivierung der Durchblutung im Bauchraum und durch entsprechenden Einbau von gezielten formalhaften Vorsatzbildungen eine Durchblutungsförderung von bestimmten Organen. Warm, gelöst, entspannt, durchblutet – das wird aus der konzentrativen Einstellung erreicht.

Man schickt das Blut also dorthin, wo man es braucht, und kann somit Einfluß auf den Stoffwechsel gewinnen, der vor allem nachts abläuft und vom Vagus fördernde Impulse empfängt. In dem Moment wird beispielsweise die Leistung des Herzens gedrosselt. Hat ein Übender einen niedrigen Blutdruck, kann es passieren, daß er durch die Intensivierung der Durchblutung im Bauchraum eine Kreislaufschwäche, unter Umständen sogar einen Kollaps bekommt.

Mit der 5. Übung *Mein Sonnengeflecht ist strömend warm* habe ich also die Möglichkeit, streßabschirmend, durchblutungsfördernd, entspannend, organregulierend und beruhigend einzugreifen.

Frau Müller, 43 Jahre alt, bekam öfter Gallenkoliken, und zwar immer dann, wenn sie sich aufgeregt hatte, Hauptgrund «Ehekrach». Dabei war der Ehekrach kein richtiger Ehekrach, denn es handelte sich eigentlich um die Schwiegermutter. Frau Müller war nicht tolerant genug und die Schwiegermutter zu befehlshaberisch, und «dann flogen manchmal die Funken». Ihr Ehemann stand zwischen beiden. «Allein verstehen wir uns prächtig», seufzte sie. «Und wenn ich mich dann geärgert habe, bekomme ich meine Gallenkolik. Dabei habe ich keine Steine, und mein Arzt sagt: ‹Die Koliken sind vegetativen Ursprungs.› Ob das Autogene Training hilft?» Frau Müller besuchte die Gruppenabende in der Volkshochschule, und als sie die Grundlagen des Autogenen Trainings verstanden hatte und üben konnte, konzentrierte sie sich nach einer persönlichen Einstellung auf ihre Leber und Gallenblase.

Eines Morgens geschah folgendes: «Ich fuhr wütend von zu Hause weg, und schon im Wagen spürte ich, daß sich bei mir wieder etwas tut», berichtete sie. «Da fuhr ich an den Straßenrand zum Parken, versank sofort in der Ruhe, konzentrierte mich auf das Geschehen im Oberbauch: mein Sonnengeflecht ist strömend warm, Gallenblase entspannt, gelöst, warm. Und – ich konnte es selbst kaum glauben – die Kolik kam gar nicht erst zum Ausbruch.»

Und von diesem Zeitpunkt ab hatte Frau Müller keine Gallenkolik mehr. Aber das war nicht der Haupterfolg. Das Leben mit dem Autogenen Training – Frau Müller beherrschte nach Ablauf eines halben Jahres alle Übungen – hatte sie in ihrer Einsicht reifen lassen. Sie hatte ihre Toleranzgrenze erweitert, versuchte ihre Schwiegermutter und ihren Mann zu verstehen und entwickelte mit der konzentrativen Kraft eines Diplomaten eine für alle drei tragbare und positive Lebensform. Die Schwiegermutter zog ein Stockwerk höher in den Raum, der eigentlich das Arbeitszimmer von Frau Müller war. Sie trat es ab, wofür die Schwiegermutter ihrerseits sehr dankbar war. Eine Aussprache zog klare Grenzen im gemeinsamen Zusammenleben, störende Faktoren wurden aufgedeckt und «liebenswürdig» aus dem Wege geräumt. «Wir sind viel froher und glücklicher», kommentierte Frau M.

So wie Frau Müller Einfluß auf ihr Organsystem Leber-Galle gewann und darüber hinaus auf die gesamte Lebenssituation, so konnte auch Heinz H. seine Erfolge mit dem Autogenen Training aufweisen.

Heinz H., der an einem Kursus für Autogenes Training teilnahm, kam vorher zu einer Aussprache und Information zu mir. Das Protokoll gibt eine Lebens- und Alltagssituation wieder, wie sie heute tausendfach vorkommt. «Immer, wenn ich morgens in mein Büro komme, habe ich schon Angst vor dem Tag. Und meistens ist das auch begründet. Kaum ich bin an meinem Schreibtisch, klingelt das Telefon, das geht laufend so mit kleinen Unterbrechungen. Dazwischen muß ich Anweisungen geben, die Sekretärin hat Fragen zur Post, die Fahrer brauchen ihre Instruktionen (er ist Chef eines großen Bus- und Fahrunternehmens). Natürlich gibt es manchen Ärger:

Arbeitsausfall erfordert direkte Umstellungen, dazwischen ruft meine Frau noch an, daß sich Besuch angemeldet hat usw. So geht das laufend, das hält man ja nicht mehr aus! Wenn das alles auf mich einstürmt – und das ist jeden Tag beinahe das gleiche –, dann habe ich immer dasselbe Gefühl. Ich bekomme einen Druck auf meinen Magen, kalte Hände und kalte Füße, einen heißen roten Kopf, ein Druckgefühl in der Magengegend, und dann weiß ich schon – mein nächstes Magengeschwür ist wieder fällig. Das ärgert mich furchtbar, daß ich immer durch diese Sachen krank werde.»

Dieser Bericht schildert sehr eindrucksvoll die Wirkung der Überforderung und Überlastung, die sich bei diesem Mann an seinem labilsten Organ, dem Magen, auswirkte. Heinz H. hatte bereits fünf Magengeschwüre hinter sich, als er zum Autogenen Training kam. Immer wieder war er von Zeit zu Zeit krank, war auch öfter im Krankenhaus zur Ausheilung des Geschwürs; aber jetzt war er fest entschlossen, alles daranzusetzen, daß er kein Magengeschwür mehr bekam. Er war Krankheit, Medikamente, aber auch seine Lebensform so leid und suchte nach einem Ausweg, den er jetzt mit dem Autogenen Trainig zu finden hoffte.

Heinz H. erlernte in einer kleinen Gruppe – das ist bei schon bestehenden Krankheiten, wie hier dem Magengeschwür, immer zu empfehlen – die Übungen des Autogenen Trainings. Skeptisch, mißtrauisch hörte er sich die Einführung mit Beispielen und Erklärungen an. «Sich nicht mehr aufregen, das ist doch wohl unmöglich», meinte er. Und er erfuhr, daß man mit einem konzentrativ entspannten Atemzug die Aufregung abfangen und überlegen sein kann; aber es heißt ja nicht umsonst Training, man muß dies üben und üben.

Heinz H. hatte alle Übungen einschließlich der Sonnengeflechtsübung erlernt und konnte sich, da inzwischen entsprechende Erklärungen vorausgegangen waren, seinen Magen vorstellen. Immer wenn er sich aufrege, so informierte ich ihn, produziere er Magensaft – gerade so, als müßten Speisen verdaut werden. Dieser Magensaft fand jedoch meistens einen leeren Magen vor, da Heinz H. durch ständigen Ärger und Aufregungen appetitlos geworden war. Dieser Magensaft wirkte nun auf die Magenschleimhaut, und in der Folge auf die Magenmuskulatur, d. h., der Magen fing an, «sich selbst zu verdauen». Heinz H. war die Aufgabe, die allerdings nur auf Grund der erlernten vier ersten Übungen zu lösen war, klargeworden: er mußte seinen Magen konzentrativ entspannen, ihn durchbluten und erwärmen – und vor allem ruhigstellen, d. h. die nervösen Reize abfangen und unwirksam machen. Die konzentrative Einstellung auf die Ruhe bewirkt ja bereits das Abschalten und damit die erste Umschaltung. Muskeln und Gefäße sind entspannt, das Herz arbeitet ruhig und gleichmäßig, die Atmung, die das Autogene Training in allen Übungen durchzieht, vertieft Schwere, Wärme, Ruhe. Mit diesem Vorspann gelingt die Abstandsgewinnung – in diesem Fall zum ärgerlichen Alltag, zum Streß. Und aus der allgemeinen Bauchorganübung *Das Sonnengeflecht ist strömend warm* leitet man gezielt die Übung für den Magen ab.

Heinz H., der eine Beziehung und Vorstellung zu seinem Magen bekommen hatte – er hatte die Röntgenbilder gesehen, funktionelle Erklärungen bekommen –, stellte sich konzentrativ ein mit der Formel:

Mein Magen ist ruhig, warm, entspannt, gelöst. Mein Magen arbeitet gut, mein Magen ist warm, entspannt – ruhig, gelöst, entspannt.

Über diese organspezifische Einstellung unter dem Mantel der Sonnengeflechtsübung gelang es Heinz H., die Ursache des Magengeschwürs auszuräumen.

Es sind nun fünf Jahre vergangen. Heinz H., der mich gelegentlich besucht, ist überglücklich, von den Magengeschwüren befreit zu sein. Er hat aber auch andere

Konsequenzen gezogen, besonders im Hinblick auf Freizeit, Feierabend und Wochenende. Er ist leidenschaftlicher Jäger und meistens mit seiner Frau und seinen Kindern im nahen Westerwald. «Das bedeutet für mich völlige Erholung und ein neues Auftanken für die Woche», berichtete er mir. «Ich habe einiges, was mir Geld brachte, mich aber kaputtmachte, aufgegeben. Lieber weniger Geld, ein freies Wochenende und gesund!»

Wie Heinz H. seinen Magen und darüber hinaus sein Leben in den Griff bekam, so geht es vielen, die mit dem Autogenen Training umgehen. Alle möglichen Fehlhaltungen lassen sich auf diese Weise abstellen, was Mut und Sicherheit im Auftreten erhöht.

So berichtete ein Examenskandidat, daß er mit dem Autogenen Training endlich sein Examen an der TH in Aachen als Diplomingenieur bestanden habe. Die Angst vor dem Examen wirkte sich im Magen-Darmbereich derart verheerend aus, daß er schon zweimal wegen anhaltender Diarrhöen zurücktreten mußte, eine Organreaktion, die bekannt ist und manchen an der Durchführung seiner Aufgaben hindert.

Dieter hat – analog der Magenübung von Heinz H. – gelernt, seinen Darm anzusprechen, medizinisch ausgedrückt, seinen vegetativen Vagusanteil zu bremsen. «Ich schaffe mein Examen, ich stehe über der Situation – mein Darm ist ruhig, warm, entspannt», war seine Vorsatzbildung, die durchschlagend wirkte, als er das Autogene Training beherrschte. Mutig, sicher und frei ging er in das Examen, das, wie er sagte, für ihn fast eine interessante Unterhaltung war.

Gerade die 5. Übung im Autogenen Training ist durch die mögliche Beeinflussung von Organen und Organsystemen überzeugend und führt darüber hinaus auf dem Weg zum Selbst – der Übende wird immer wieder aufgefordert nachzudenken, aus der Abstandsgewinnung zu einer Klärung seiner speziellen Lebenshaltung zu kommen. Wußten Sie schon, daß die Leber ein hochsensibles Organ ist? Abgesehen von schädigenden Faktoren wie Alkohol, Nikotin, von Medikamenten, falscher Ernährungsweise, reagiert die Leber auf Aufregung, Sorgen, Kummer und Ärger des Lebens.

Wir wissen heute, daß die Produktion der Gallenflüssigkeit, wie auch die übrige Tätigkeit der Leber, einer vegetativen Steuerung und somit auch einer Fehlsteuerung unterliegt. Nur gibt es hier nicht wie beim Herzen eine Warnampel, wie ich es bezeichnet habe. Man merkt es oft leider zu spät, wenn da etwas nicht stimmt. Unbestimmte, gelegentliche Schmerzen, eventuell auch mal ein leichter Druck, Völlegefühl, Verdauungsstörungen, auch Hämorrhoiden und Krampfadern können Anzeichen sein, die auf eine Stoffwechselstörung von seiten der Leber hinweisen, wobei schon eine Entzündung der Leber (Hepatitis) vorliegen kann. Sie entsteht oft im Anschluß an eine Grippe-Virus-Infektion, aber – und das ist wenig bekannt – kann auch eine Leberdisfunktion auf der Basis eines ungelösten Konfliktes einer nicht bewältigten Lebensform entstehen, bei der oft die Angst eine entscheidende Rolle spielt. Man muß sich darüber im klaren sein, daß die Leber genauso ein vegetatives Reaktionsorgan sein kann wie alle andern auch, nur fällt es einem nicht so schnell auf. (Siehe Abb. Seite 60)

So kannte ich eine Patientin, die viele Ärzte, auch stationär Kliniken, wegen «unbestimmter Leberbeschwerden» aufgesucht hatte – immer mit einem negativen Befund. Man konnte an der Leber nie etwas Krankhaftes entdecken, bis sechs Jahre nach Beginn der ersten Beschwerden dann eine schwere Lebererkrankung diagnostiziert wurde. Diese Frau hatte in einem Jahr – und das ist in der Vorgeschichte wichtig – drei Angehörige, den Mann und zwei Kinder, durch Autounfälle verloren und «kam darüber nicht hinweg». «Und damals, so ein halbes Jahr später, hatte das mit der Leber angefangen», berichtete sie allen Ärzten. Wir wissen inzwischen, daß sich aus der Sicht der «Psychosomatik» hier mehr abspielt, als wir zunächst erkennen können.

Diese Patientin wußte von der «empfindlichen Leber» in der Familie – ihre Mutter war an einer Lebererkrankung gestorben –, und so hat sie natürlich auch die Angst nie mehr losgelassen. Hier haben sich wahrscheinlich viele Faktoren addiert.

Von Diabetikern weiß man, daß das Autogene Training schon allein durch seine zentrale Ruhigstellung als positiv anzusehen ist. Bei Altgeübten kann durch die Beeinflussung der Bauchspeicheldrüse u. U. sogar der Blutzuckerspiegel herabgesetzt werden.

«Und kann man seine Sexualorgane beeinflussen?» Eine Frage, die allgemein von großem Interesse ist. Herr P. kam zu mir mit einem intimen Anliegen. Er war 23 Jahre alt, Automechaniker und wollte heiraten. Immer im entscheidenden Augenblick kam es organisch zum Versa-

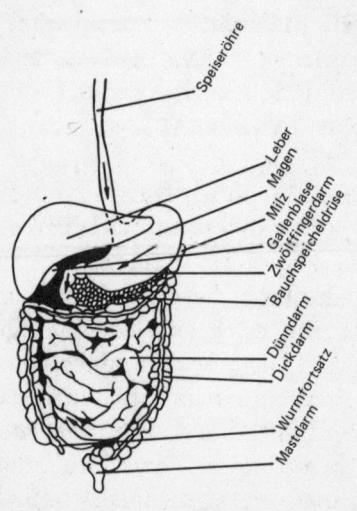

gen, sein Glied erschlaffte noch vor Beginn des Geschlechtsaktes. Er war unglücklich, ja verzweifelt. Von Mal zu Mal war seine Verfassung schlechter – schon vor lauter Angst. Und die Angst vor der Angst machte alles noch schlimmer. «Ich habe Ihre Vorträge gehört, Frau Doktor, ich habe versucht, das Autogene Training hier einzusetzen, weiß aber nicht, wie ich mich verhalten muß. Sehen Sie eine Möglichkeit?» Das war die Frage an mich und an das Autogene Training. Und es war gut, daß er kam, denn zum Einsatz entsprechender Übungen gehört die Ursachenerklärung, die P. von sich aus schon lieferte.

P. hatte kurz vor der Bekanntschaft seiner jetzigen Verlobten ein Mädchen beim Tanzen kennengelernt, die, wie er sagte, sich ihm an den Hals geworfen hatte. Er mochte sie eigentlich nicht besonders, schlief aber dann doch mit ihr. Er wäre eigentlich vergewaltigt worden, meinte er. Seit diesem Erlebnis wäre er «durcheinander»- gekommen. Ich erklärte ihm, daß er wahrscheinlich durch dieses Ereignis in seinem Inneren Hemmungen aufgebaut hätte, die sich zu einem Komplex verdichteten, zu einer Barriere, die er erneut überspringen müßte. Innerlich mit sich uneins, litt er unter dem Vorfall. Er war ein sensibler Typ, und so kam es über psychische Hemmungen zum körperlichen Versagen. Er hatte bereits den richtigen ersten Schritt getan und seiner Verlobten alles berichtet, die – verständnisvoll – warten konnte.

Doch seine Ungeduld war so groß und auch seine Angst vor einer Blamage, daß er den Knoten nicht ohne weiteres lösen konnte. «Was Ihnen noch fehlt, ist Selbstvertrauen, Mut und Sicherheit», sagte ich ihm. Wir gingen Schritt für Schritt die vor dem Versagen liegenden Ereignisse noch einmal durch und bauten durch eine vollständige Klärung die restlichen Hemmungen ab. P. brauchte – gerade wegen dieser intimen Hemmungen –

einen verständnisvollen Gesprächspartner, der in diesem Fall der Arzt war. Es hätte auch ein Freund, ein anderer Mensch sein können, der Verständnis für ihn hatte.

Manche Menschen schaffen es, gerade durch die Beschäftigung mit dem Autogenen Training selbst klarzukommen und richtige Entscheidungen zu treffen – vorausgesetzt, sie haben den Mut zur inneren Wahrheit entwickelt.

Die konzentrative Kopfübung

Der Einsatz der 5. Übung – *Das Sonnengeflecht ist strömend warm* – war hier organisch gesehen die breite Basis, von der aus P. konzentriert die Sexualorgane ansprechen konnte, jedoch gelenkt durch die Konzentration der 6. Übung, der konzentrativen Kopfeinstellung, die dazu geeignet ist, Mut und Selbstvertrauen zu entwickeln. Bei P. spielte, wie bei vielen Menschen, die Angst vor dem Versagen, hier vor dem körperlichen Versagen, eine große Rolle. Er lebte mit dieser Angst und konnte sie nicht ausschalten. Die positive Hilfe war die Formel: «Ich bin mutig, sicher und frei», unterstrichen durch die Versicherung, daß er organisch gesund sei. Dies gab ihm zunächst neue Hoffnung und nachfolgend Selbstvertrauen und Sicherheit – Eigenschaften, die er dringend einsetzen mußte, um sein Lebensschiff gut zu lenken.

Das Autogene Training mit den Übungen 1 bis 6, abgerundet durch die individuell eingebauten Vorsatzhilfen, brachten P. auf den richtigen Weg, allerdings sehr erleichtert durch das Verhalten seiner zukünftigen Frau.

Auch Orgasmusschwierigkeiten, die oft durch eine nervöse Übersteuerung oder eine unnatürliche Verkrampfung zustande kommen, werden mit individuell eingestellten Hilfen des Autogenen Trainings meist gut gelöst. Falsch aufgestaute Hemmungen, Komplexe, Unaufrichtigkeit, egoistische Haltungen werden erkannt und bei positiver Einstellung mit Erfolg beseitigt.

Jeder weiß, daß nur mit der bloßen Vorstellungskraft ohne jede körperliche Aktivität z. B. schon ein Orgasmus ausgelöst werden kann. Es ist auch bekannt, daß konzentrative Vorstellung und Einstellung für ein harmonisches Liebesleben entscheidend sind. Wenn man das aber weiß, ist es jedem klar, daß das Autogene Training entscheidende Hilfen anbietet, zumal mit der 6. Übung, der konzentrativen Kopfeinstellung mit der Formulierung:

Stirn angenehm kühl! Stirn ein wenig kühl!

Der Mensch lernt, über der Situation zu stehen, sich damit von der Angst zu lösen, mit der die meisten Menschen leben und die sie so schwer ausschalten können. Bevor man lernt, mutig und frei über der Situation zu stehen, muß man mit der Konzeption der konzentrativen Kopfeinstellung ganz vertraut sein.

Mit der 5. Übung, der Sonnengeflechtsübung, haben wir die «schwere Masse Mensch» gewissermaßen abgerundet.

Vollkommen ruhig! Schwer! Warm! Herz schlägt ruhig! Es atmet mich! Sonnengeflecht strömend warm!

Man ist gelöst, entspannt, hat Abstand zu allem gewonnen und konzentriert sich nun darauf, einen kühlen Verstand zu haben, einen klaren Kopf zu behalten, über der Situation zu stehen. Diese Begriffe werden durch die 6. Übung im Autogenen Training angesprochen als konzentrative Kopfeinstellung:

Stirn angenehm kühl, ein wenig kühl.

Organisch gesehen, ist es mit Hilfe der Übung möglich, vegetativ ausgelöste Kopfschmerzen zum Stillstand zu bringen. Hier muß allerdings eine Ursachenerklärung vorausgehen.

Christel hatte Migräne – seit 12 Jahren. Christel war oftmals untersucht worden: Sie hatte keine Schilddrü-

senüberfunktion, kein Zervikalsyndrom, keine Herde –
also chronisch entzündete Mandeln, Zähne oder Gallenblase –, der Stoffwechsel, Leber, Magen, Darm – alles war
in Ordnung. Warum hatte sie nur von Zeit zu Zeit – auch
ohne einen Zusammenhang mit der Menstruation – solche Kopfschmerzen? Eine Ursache war ohne weiteres
nicht zu erkennen.

Hier war das Autogene Training – sozusagen als letzter
Versuch – eine mögliche Hilfe. Und Christel machte
wirklich ein «Training». Sie übte regelmäßig jeden Tag
dreimal, und als sie die 6 Übungen beherrschte, also ab-
und umschalten, sowie Organe beeinflussen konnte,
merkte sie plötzlich, daß die «Anfälle» nicht mehr so
stark waren und so lange dauerten. Sie kam mit der
Hälfte ihrer Medikamente aus – und übte weiter.

Für den behandelnden Arzt und die Patientin selbst
war es erstaunlich, daß die Intervalle des Kopfschmerzsyndroms immer länger wurden. «Es war, als würden
sich plötzlich Verkrampfungen lösen», berichtete Christel und übte weiter. Nach dreiviertel Jahren Einsatz des
Autogenen Trainings mit gezielten Vorsatzbildungen
war die Migräne verschwunden. Christel konnte nun voll
ihren Beruf als Rundfunkreporterin erfüllen.

«Die Stirn ist ein wenig kühl» und

«Kopf frei, Nacken leicht»

waren ihre Formeln, die von Erfolg begleitet waren. Anfangs hatte ihr die «Stirnkühlung» etwas Schwierigkeiten gemacht, aber dann stellte sich die «angenehme Kühle» von selbst ein und damit der Erfolg.

Frau Ursula, eine Hörerin meines Kursus in der VHS,
rief mich eines Morgens verzweifelt an. Seit der 6. Übung
des Autogenen Trainings ginge es ihr schlecht, sie würde
die Kopfschmerzen überhaupt nicht mehr los.

Frau Ursula suchte mich auf, und es stellte sich im Gespräch heraus, daß sie versucht hatte, ihre plötzlich auftretenden Kopfschmerzen – entgegen aller Warnung – mit «Kältevorstellungen» auszutreiben. Dadurch war sozusagen ein Dauerkrampf eingetreten, den ich therapeuthisch – in diesem Fall über Hypnose – wieder lösen mußte.

Man kann mit dem Autogenen Training, falsch geübt, speziell eine Migräne erzeugen. Das war Frau Ursula «gelungen». Die konzentrative Kopfeinstellung mit der Formulierung «Stirn angenehm kühl» oder besser «Stirn ein *wenig kühl*, unterscheidet sich von den anderen Organübungen insofern, als man keine Durchblutungssteigerung direkt erfährt, sondern eine ruhige, entspannende Normalisierung herbeiführt. Man ist überlegen, kühl, entspannt und konzentriert und steht über der Situation.

Großartig geeignet ist diese 6. Übung zur Beseitigung, besser zur Verhütung der sogenannten «Streß-Kopfschmerzen». «Immer, wenn ich sehr erschöpft, wenn ich fertig bin und nicht weiß, was ich zuerst tun soll, bekomme ich vom Hinterkopf ausgehend aufsteigende Kopfschmerzen. Ich stütze dann meinen Kopf in beide Hände und bin der Verzweiflung nahe. Ich muß dann schon eine Menge ‹Zeug› – Kopfschmerztabletten – schlucken, um die Konferenz oder Besprechung durchzustehen», sagte mir Rudolf M. Er hatte seine eigene, ganz individuelle Hilfe durch das Autogene Training gefunden und setzte sie mit Erfolg ein.

«Seitdem bin ich ein anderer Mensch», berichtete er. «Ich lasse es gar nicht erst soweit kommen. Das Autogene Training ist meine beste Kurzzeiterholung.» Er schaffte es, den «Überlastungskopfschmerz» völlig aus seinem Leben auszuschalten.

Mit der 6. Übung, der konzentrativen Kopfeinstellung, findet man die Ausgangsbasis für eine Konzentrations-

und Leistungssteigerung.

Über der Situation stehen heißt ja, kühl und überlegen zu bleiben, sich konzentrieren zu können in einem Augenblick, in dem man sich früher aufgeregt hat. Den Wunsch nach Konzentrations- und Leistungssteigerung haben viele Menschen: Schüler, Studenten und alle, die im Leben weiterkommen möchten.

Die Unterstreichung der Konzentration erfolgt durch die 6. Übung selbst, in der man mit kühlem Kopf die schon angelegten Vorsätze fest im Bewußtsein verankert. An dieser Stelle «bahnt» der Mensch in seinem Gehirn «neue Denkwege». Sie werden als «Engramm», als Erinnerung aufgezeichnet; und einmal damit vertraut, ist die Erhöhung der Konzentrationsfähigkeit selbstverständlich.

Durch die 6. Übung habe ich die Fähigkeit, mich konzentrativ auf das Denken einzustellen, aus dem ich eine Fülle «konzentrativer Gedanken» entwickeln kann. Der erste Erfolg liegt dabei ganz einfach in der Umschaltung auf die Ruhe, mit der man gleichsam zu einem Kraftfeld vorstößt, aus dem man seine angelegten Fähigkeiten entwickeln kann. Man muß sich dabei selbst finden, Hemmungen überspringen und eine positive Einstellung entwickeln. «Ich schaffe meinen Tag, ich bestehe meine Prüfung; ich löse konzentriert meine Aufgaben; ich bin und bleibe ruhig; ich stehe über der Situation; ich bin mutig und frei; ich erfülle meinen Beruf.» Solche und ähnliche Forderungen muß man sich selbst stellen. Sie befähigen auch zum konzentrativen Denken, Handeln und Arbeiten. Voraussetzung für einen Erfolg ist es, gewisse Grundlagen erarbeitet zu haben, was natürlich leichter mit konzentrativen Hilfen erfolgt. Der Satz «aus dem Nichts kommt nichts» hat nach wie vor seine Gültigkeit.

Der klar gefaßte Gedanke hat Kraft, sich durchzusetzen, um so mehr, wenn der betreffende Mensch frei von egoistischen Wünschen aller Art ist, wenn er um der Sache willen einen Gedanken entwickelt ohne Ruhm- und Gewinnsucht. Jeder Mensch, der das Autogene Training verstanden hat und ausübt, der den Erfolg an sich erfährt, ist fähig, aus dem konzentrativen Denken die konzentrativen Gedanken zu entwickeln, wie sie seinem Lebensradius, seinen Wünschen und Fähigkeiten entsprechen.

Mit Hilfe der Konzentrationskraft lassen sich Schicksale meistern, wenn wir gelernt haben, in uns hineinzuhorchen und das «Es», das «Steuernde» in uns wirksam werden zu lassen. Darin liegt auch die Fähigkeit, den andern Menschen, den Freund, auch den Feind konzentrativ anzusprechen und auf seine Weise Umstimmungen herbeizuführen, die in positive Haltungen münden. «Ich denke an dich», das sagt jeder Mensch in seinem Leben unzählige Male. Mit Hilfe der konzentrativen Unterstreichung, die durch das Autogene Training möglich ist, durch die konzentrative Kopfeinstellung betont und herausgearbeitet, ist dieses «an den andern denken» eine konzentrative Kraft. Der andere «spürt» das, schreibt einen Brief, ruft an, gibt irgendein Zeichen. Unterschwellig hat ihn der «innere Anruf» erreicht – eine Tatsache, die bekannt ist.

Die «Konzentrationskraft» auf einen Menschen zu richten, ist eine Fähigkeit, die der Mensch mit dem Autogenen Training entwickeln kann. «Ich denke an dich! – Ich sehe dich! – Ich liebe dich! – Ich schenke dir gute Gedanken! – Ich gebe dir Kraft! – Ich bin für dich da!»

Aus einer protokollierten Aussage folgendes Beispiel: «Mir ist das Autogene Training eine wichtige Hilfe, vielleicht sogar eine existentielle Hilfe gewesen», schrieb mir eine junge Kollegin.

«Ich wurde in meinen ersten Praxisjahren beneidet von einer Frau, die früher Krankenschwester, zu der Zeit aber Hausfrau und Mutter war. Sie war sehr unglücklich verheiratet, wollte wohl früher einmal Medizin studieren und entwickelte nun aus dem Unbefriedigtsein, aus einer gewissen Verzweiflung eine Fähigkeit, andere zu quälen und zu ärgern.

Diese andere war damals ‹ich›, die glücklich verheiratete und im Beruf stehende Ärztin; es dauerte jedoch eine Weile, bis ich das erfaßte. Ich hatte damals geglaubt, ein am ärztlichen Beruf interessierter Mensch ist mein Freund, ist bereit zur Hilfe. Ich antwortete ihr eines Morgens unbefangen auf ihre Frage, was denn mit einem Bekannten von ihr los sei. Ich erzählte ihr, daß er nach der Extraktion eines Weisheitszahnes ziemliche Nachblutungen bekommen habe, die ich in Vertretung des Zahnarztes, der am Wochenende verreist war, behandelte. Ich bat sie – als staatlich examinierte Krankenschwester – sogar um ihre mögliche Mithilfe in der Überwachung, denn nicht selten tritt bei solchen Fällen eine sekundäre Anämie auf, die man vermeiden sollte. Das zur Vorgeschichte. Von dem Tag an wurde ich in der kleinen Stadt von vielen Menschen merkwürdig gegrüßt und komisch angesehen. Als ich Frau X besuchen wollte, war sie nie zu sprechen, am Telefon nur einmal kurz mit den Worten: «Sie werden schon merken, daß Sie hier nicht weiterkommen. So, wie Sie sich verhalten, lehne ich einen weiteren Verkehr mit Ihnen ab!» Und ich erfuhr erst ein paar Tage später, daß ich ein Arzt sei, der die ärztliche Schweigepflicht nicht einhielt. Nun – einen Kommentar brauche ich wohl dazu nicht zu geben. Ich selbst war am Boden zerstört, die Patienten zogen sich von mir zurück; dabei hatte ich ja gerade erst hoffnungsvoll angefangen. Ich wollte die Praxis aufgeben. Meine Mutter war es, die sagte: «Wenn die Liebe zum Beruf in dir ist, laß sie dir durch solche Widerwärtigkeiten nicht rauben. An Schwierigkeiten wächst der Mensch.» Ich praktizierte weiter. Das Autogene Training hatte ich erlernt, und ganz von selbst wandte ich mich von negativen, nicht gerade freundlichen Gedanken ab und stellte mich positiv ein. Ich versuchte, da ich die Lebenshaltung dieser Frau kannte, mich positiv auf sie einzustellen, ihr gute Gedanken zu schicken. Haß- und Rachegedanken waren mir fremd, kamen daher nicht auf, und ich arbeitete unbeirrt weiter, fand mich selbst und meine Basis wieder, konnte viele Probleme von meinen Patienten lösen, und meine Praxis war gut und solide.

Dann ließ mich eine spezielle Arbeit durch die Presse bekannt werden. Ich erhielt von jener Frau, die inzwischen in Frankfurt lebte, einen Glückwunschbrief, in dem u. a. folgendes zu lesen war: ‹Ich habe Ihnen viel Böses angetan. Ich war neidisch und eifersüchtig auf Sie, auf Ihren Mann, Ihren Beruf, Ihr Familienleben. Ich konnte Sie nicht ertragen und wollte Sie zerstören, zumindest kränken. Ich wartete damals darauf, daß Sie voll Verzweiflung die Praxis aufgeben würden. Ich weiß heute, wie schlecht und häßlich ich mich verhalten habe. Sie haben bei Ihren Patienten nichts Schlechtes über mich berichtet. Sie haben unermüdlich weitergearbeitet, obwohl auch andere Ihnen das Leben schwer machten. Woher nehmen Sie die Kraft, nicht böse auf mich zu sein? Sie hätten mich wegen übler Nachrede anzeigen können. Sie taten nichts dergleichen, im Gegenteil, Sie hatten für mich Verständnis, wie ich erfuhr. Ich möchte mich hiermit entschuldigen und Sie um Verzeihung bitten. Es hat ein paar Jahre gedauert, aber es ist echt. Meine Ehe wurde geschieden, mein Sohn ist fast erwachsen. Ich arbeite wieder als Krankenschwester und habe eine Zeit der Reifung hinter mir. Ich wünsche Ihnen alles Gute! Ich erwarte keine Antwort!›»

Ein Brief zehn Jahre später und eine Antwort auf täglich ausgesandte konzentrative Gedanken.

Dieser Bericht einer Ärztin zeigt die mögliche Entwicklung von konzentrativen Fähigkeiten und Kräften, die an einem anderen wirksam werden können. Es ist eine wahre Begebenheit und läßt uns einen Einblick in die menschliche Seele tun. Diese Ärztin ist ihren Weg unbeirrt gegangen – und man hat damit den Eindruck von der durch das Autogene Training möglichen Persönlichkeitsreifung und Persönlichkeitsentfaltung, bei der das Ego zurücktritt und das Selbst sich entfaltet. Der Mensch von heute, der oft mehr passiv gelebt wird als bewußt lebt, wird damit angesprochen; die in jedem Menschen angelegten Fähigkeiten und Kräfte müssen entwickelt werden und seine Lebensform bestimmen. So kann das Autogene Training ein Weg zu Friede, Glück und Erfolg sein und zum Begriff des bewußten «Menschseins» führen. Wem durch ständiges Training die Möglichkeiten der gezielten Konzentration bekannt sind, hat damit die Fähigkeit der «Praxis der Selbsthypnose» erworben.

J. H. *Schultz* ist ja bei seiner Konzipierung des Autogenen Trainings von der Hypnose ausgegangen: Wenn es möglich ist, daß man in der Hypnose – einem schlafähnlichen Zustand hypnos (griechisch) = Schlaf – jemandem einen Auftrag erteilen kann, den er ausführt, so müßte der Mensch fähig sein, sich selbst einen Auftrag zu erteilen und ihn zu erfüllen. Er muß nur selbst sein vegetatives Nervensystem beeinflussen, abschalten, umschalten auf die Ruhe, Abstand von der Umwelt gewinnen und ähnlich wie bei der Hypnose gelöst und entspannt sich selbst ansprechen.

Die individuelle
formelhafte Vorsatzbildung

Selbsthypnose sollte natürlich erst nach Beherrschen der ersten sechs Übungen der Unterstufe praktiziert werden. Sie kann in allen Lebenslagen, den verschiedensten Gebieten eingesetzt werden. Die Notwendigkeit und Möglichkeit der sogenannten formelhaften Vorsatzbildungen ergibt sich aus dem Ziel- und Wunschbild der jeweiligen Persönlichkeit und umfaßt die für jeden adäquaten Bereiche.

Dabei gilt grundsätzlich die Regel:

Jede Vorsatzbildung sollte *knapp, gegenwartsnah, direkt und positiv* gefaßt sein. Negationen wie nicht und nein sowie Verbote sollten vermieden werden, z. B. «du darfst nicht, du sollst nicht». Die in das Autogene Training eingebauten gezielten Vorsätze sind dann bei innerer Bereitschaft und richtiger Einstellung meistens wirksam.

Herrn M. war der Papierkrieg über den Kopf gewachsen, «er stieg nicht mehr durch» und ließ zum Schluß alles herumliegen. Das machte ihn unglücklich. Er war von Beruf eigentlich Ingenieur, nun im eigenen Unternehmen tätig. Er wollte einen Ausweg finden. Er baute mit Hilfe des Autogenen Trainings die Formel ein: «Ordnung macht froh» – und räumte auf, intensiv vierzehn Tage lang – dann hatte er es geschafft.

Frau Ilse kam und fragte, ob ich nicht auch «Raucherentwöhnungskuren» mit dem Autogenen Training durchführe.

Sie wollte vom Rauchen loskommen. In einer kleinen Gemeinschaft Gleichgesinnter erarbeiteten wir die Vorsatzbildung, und da man keinen gegensätzlichen, positiven Begriff fürs Rauchen aus dem Boden stampfen kann, riet ich ihnen zu folgender Einstellung: «Rauchen gleichgültig – rauchen völlig uninteressant.» Damit lassen sich Zielaufgaben kombinieren, deren Lösung bisher angestrebt, aber immer wieder zurückgestellt wurde.

«Ich erledige meine Post; ich schreibe meine Aufgaben; ich übe Klavier; ich lerne Englisch; ich erledige meine Besuche», unterstrichen durch die Formulierung: «Ich bin positiv.»

Zur Überwindung von Schwächen und Organreaktionen sowie von seelischen Fehlhaltungen, gehören die positiven und gegenwartsnahen Vorsatzbildungen, die man in die Übungen bzw. zwischen die Übungen im Verharrensmoment einbauen kann, zum Beispiel:

1. Die konzentrative Einstellung der Ruhe wird zur Übung:
   Ich bin und bleibe ruhig!

2. Nach Übung 1 und 2:
   Ich bin und bleibe ruhig!
   Ich bin mutig, unabhängig und frei!

3. Nach Übung 3 und 4 (Herz und Atmung):
   Ich bin und bleibe ruhig!
   Ich bin mutig, unabhängig und frei!
   Ich habe eine positive Einstellung!

4. Nach Übung 5:
   Ich bin und bleibe ruhig!
   Ich bin mutig, unabhängig und frei!
   Ich habe eine positive Einstellung!
   Ich schaffe mein Leben!

5. Nach Übung 6:
   Satz 1–4 und anschließend: Ich bin gut gestimmt!

Zusammenfassung:

Ich bin und bleibe ruhig!
Ich bin mutig, unabhängig und frei!
Ich habe eine positive Einstellung!
Ich schaffe mein Leben!
Ich bin gut gestimmt!

Über diese Formeln, die «eingraviert» werden, entsteht ein positives Programm, das sich im Unterbewußtsein niederschlägt und bewußt arbeitet.

Der Mensch ist fähig, seine Probleme zu erkennen, sie zu wägen und sich über die Situation zu stellen, was zum Schluß als Selbstvertrauen zum Ausdruck kommt.

Aus den verschiedensten Lebenssituationen heraus lassen sich natürlich die unterschiedlichsten Vorsätze als Praxis und Selbsthypnose entwickeln, die ich jetzt nur beispielhaft andeute.

Ich kläre meine Situation,
ich führe eine Aussprache herbei,
ich arbeite mein Pensum durch,
ich löse meine Aufgaben,
ich räume auf,
ich schreibe den Brief,
ich gehe zum Finanzamt,
ich bezahle meine Schulden,
ich besuche die alte Tante,
ich bin ehrlich,
ich sage die Wahrheit,
ich bin und bleibe ruhig,
ich bin fleißig,
ich bestehe meine Prüfung,
ich entschließe mich, das und das zu tun, und ich tue das und das,
ich bin frei und unabhängig,

ich löse dies Problem, den Konflikt,
ich bin positiv!

Es klingt alles so einfach, aber man weiß, wieviel Berge voller Hemmungen versetzt werden müssen, wieviel Entschlußkraft aktiv gemacht werden muß, um unangenehme Dinge im Leben zu erledigen.

Das Autogene Training befähigt kraft der möglichen Konzentration den Menschen, weitgehend eine positive Lebensform zu entwickeln, was natürlich von weittragender Bedeutung ist. Von den jetzt 20000 Menschen, die in irgendeiner Form bei mir am Autogenen Training teilgenommen haben, sei es im Rahmen der Volkshochschule oder bei der Deutschen Gesellschaft für Gesundheitsvorsorge, in Betrieben, in privaten Kreisen oder im Praxisbereich, standen an der Spitze der angegebenen Teilnahmegründe Herz-Kreislauf-Störungen, Magen- und Darmstörungen, Angst und Schlafstörungen.

Es gibt kaum einen Menschen, der ohne Angst durchs Leben geht. Die Angst ist so alt wie die Menschheit selbst und äußert sich in den verschiedensten Formen. Es kommt nur darauf an, wie man sie ausschalten kann. Die Angst engt ein (von angustus = eng), hemmt die freie Entfaltung der Persönlichkeit, und das kann sich in allen Lebensbereichen auswirken.

Dazu Herr Gerhard: «Ich bin im Beruf anerkannt. Ich bin sogar erfolgreich, und doch habe ich immer Angst – Angst in der Tiefe meiner Seele. Dabei sagen meine Mitarbeiter: ‹Ich möchte Ihre Ruhe haben, Ihre Sicherheit.› Aber davon stimmt nichts, gar nichts. Ich gebe mir nur den Anschein. Die Angst läßt mich auch oft nicht schlafen, dann fange ich an zu grübeln. Nur wenn ich viel Arbeit habe und nicht zum Nachdenken komme, meine ich, alles sei wieder gut. Dafür ist dann nachts wieder diese furchtbare Angst da. Ich nehme nun seit fünf Jahren

Tabletten, das hilft vorübergehend, aber wenn ich sie weglasse, ist der gleiche Zustand wieder da. Ich fühle aber, daß es so auch nicht weitergeht. Mit Medikamenten schaffe ich eine Art ‹Watteschicht› zwischen mir und der Umwelt. Es ist alles entfernter, weiter weg, aber im Grunde dasselbe. Meine Frau riet mir zum Autogenen Training.»

Hier mußte dem Autogenen Training ein persönliches Gespräch vorangehen, und glücklicherweise konnten wir zu den Ursachen der Angst vordringen.

Er erzählte mir, daß er als kleiner Junge sehr beeindruckt war von einer großen Wasserleitung, einem Rohr, das über einen Fluß führte. Und viele von seinen Klassenkameraden – man konnte gerade den Kopf in diesem Rohr über Wasser halten – waren durch dieses Rohr auf die andere Seite geschwommen. Und dann habe er erlebt, daß einer im letzten Augenblick Angst bekam und zurück wollte, es aber nicht mehr schaffte. Er wurde mit dem strömenden Wasser fortgerissen. Von da an habe ihn die Angst nie mehr losgelassen. Von Zeit zu Zeit träume er von einem engen Rohr oder einem Fahrstuhl, aus dem er nicht mehr herauskommt, und anderen ähnlichen Situationen, bei denen er «eingeengt» ist. Diesen Mann von der Angst frei zu machen, war die Aufgabe, die durch das Autogene Training in Verbindung mit klärenden Gesprächen gelöst wurde. Das Autogene Training entängstigt, wie *J. H. Schultz* sagt, man muß nur mit innerer Bereitschaft und Geduld eine Klärung, eine «Innenschau» herbeiführen, konzentrativ den Mut zur Erkenntnis und zur Wahrheit entwickeln, dann wird man in der Stille, in der Tiefe der Besinnung und Sammlung zu den Angstursachen geführt. Auch Gerhard W. konnte bereits nach vier Monaten – allerdings nach vorherigem Erlernen des Autogenen Trainings – «frei» atmen und er selbst werden.

Angst hat meist eine Beziehung zur gegenwärtigen

Lebenssituation. Ich habe Angst vor der Prüfung, vor einer Klassenarbeit, vor dem Staatsexamen, vor meinem Chef, vor Menschen, vor einem Unfall, einer Krankheit – es gibt eigentlich nichts, was Menschen nicht Angst machen könnte. Und sie können so sehr darin verstrickt sein, daß sie sich überhaupt nicht davon lösen können und alles unter dem Aspekt der Angst sehen. Sie haben dann sogar Angst vor der Angst. Man spricht hier von einer *Angstneurose*, also einer Fehlhaltung, die durch die Angst ausgelöst ist. Oft schwindet die Angst sofort, wenn das Ereignis, die Prüfung, die Leistungsprobe stattgefunden haben.

So ist auch das «Lampenfieber» zu sehen, daß vielen Kummer macht. Kann man mit dem Autogenen Training das Lampenfieber abstellen? Antwort: Ja! Nachdem wir uns durch die 6 Übungen entspannt haben, erfolgt wie der Einsatz eines Soloinstrumentes im Orchester die gewählte Formel: «Ich bin mutig und frei! Ich stehe über der Situation! Ich habe einen guten Auftritt!»

Mehrere Schüler von Gymnasien der oberen Klassen schaffen es – natürlich nach vorbereitetem Lernen –, mit einer Art von Unbekümmertheit an die Lösung ihrer Aufgaben heranzugehen. Anstatt wie früher «ein Brett vor dem Kopf zu haben», strömten jetzt die Gedanken bei den Klassenarbeiten, die sich ständig besserten.

Das bestätigten auch die Lehrer, die sich ihrerseits – auch durch die Erkenntnisse vom Umgang mit dem Autogenen Training angeregt – bemühten, die Leistungsbereitschaft der Schüler zu fördern.

Das ist nur möglich mit einer positiven Einstellung und beinhaltet eine pädagogische Fähigkeit, die in der Faszination des Lehrens und Lernens münden sollte. Die Angst in der Schule, die oft eine «Schulneurose» nach sich zieht und sich im späteren Leben hemmend auswirkt, kann vermieden werden, wenn man das Lernen als Lusteffekt, eben als Faszination gestaltet. Das Autogene

Training hat hier im Rahmen der Pädagogik sicher seine bestimmten Aufgaben zu erfüllen. Allerdings kann man es nicht wie Karl erwarten, daß man mit dem Autogenen Training die Fähigkeit erwirbt, seine Lehrer zu hypnotisieren – ein Fehlschluß, der bei jungen Menschen immer wieder vorkommt. Sie glauben oft, hinter dem Autogenen Training verbirgt sich eine Sensation.

«Ich habe immer und vor allem und jedem Angst, ja ich habe Angst vor der Angst», gestand mir Ines, «und ich weiß nicht, warum. Ich kann so gar nichts tun. Ich kann nicht allein leben, ich kann nicht arbeiten, ich bin zu nichts fähig. Ich kann nicht schlafen, und ich glaube, daß ich irgendwann in der Nervenheilanstalt lande!»

Sie erlernte – und zwar der notwendigen Gespräche wegen – zunächst mit mir allein das Autogene Training, dabei bat ich sie, nach zurückliegenden Ereignissen zu suchen, die sie eventuell sehr erschreckt hatten. Eines Tages kam sie dann ganz aufgeregt in meine Sprechstunde.

«Denken Sie nur, was mir wieder eingefallen ist: Ich bin als sehr kleines Kind – ich ging noch nicht in die Schule – von einer Kusine, die zu Besuch bei uns war, in der Besenkammer eingesperrt worden. Ich konnte nicht mehr heraus, und die Kusine ist weggefahren. Später hat man mich dann gefunden, verweint und völlig durcheinander. Ich habe meine Mutter telefonisch danach gefragt, und sie hat mir diesen Vorfall bestätigt.» Ines hatte damit durch die «Selbstversenkung» den Grund ihrer Angst gefunden. Ich erklärte, wie dies Ereignis als schwelende Angst jahrelang unter der Oberfläche gearbeitet hatte.

Ines lernte es ausgezeichnet, mit dem Autogenen Training den Weg aus der Angst zu finden. Man konnte die Besserung von Woche zu Woche feststellen.

In den geschilderten Beispielen lag das Wissen um die Angst vor. Ich habe Angst, wobei die Angstursache bekannt sein kann oder gesucht werden muß. In beiden Fällen weiß man jedenfalls direkt, daß man es mit der Angst zu tun hat. Viele Menschen jedoch haben Angst, ohne daß es ihnen zu Bewußtsein kommt. Sie haben oft eine innere Angst, die nicht erkennbar ist, die aber viele seelisch-körperliche Störungen nach sich zieht.

«Es ist so, als wäre ich durch ein Nebeltal gegangen. Plötzlich wurde mir bewußt, daß mein stetiges Mißtrauen mit einem weit zurückliegenden Erlebnis zusammenhing. Im ersten Schuljahr wurde ich von einer Lehrerin ungerecht getadelt, und sie schlug mich mit dem Stock auf die Finger», berichtete mir eine ältere Hörerin des Autogenen Trainings. «Von da an begegnete ich allen Menschen mit einem gewissen Vorbehalt. Das war der Anfang des Mißtrauens», meinte sie. Sie versuchte immer wieder, damit fertig zu werden, schaffte es aber nicht, da sie eine – für sie nicht erkennbare – innere Angst hemmte.

Wir verdrängen viele, meist unangenehme Ereignisse aus unserem Leben. Wir vergessen sie einfach, und aus der Tiefe werden laufend «Störströme» ausgesandt, die oft aus einem Angstkomplex kommen. Dabei gibt es, wenn man den Weg zurückverfolgt, oft deutlich erkennbare Ursachen. Bisher war man der Meinung, daß man der Angst, den ungeklärten und ungelösten Problemen, den aufgestauten Hemmungen und Komplexen nur mit der Psychoanalyse begegnen könnte.

Vielleicht sind Sie einer von den Menschen, die vor allem und jedem Angst haben. Sie ängstigen sich im Dunkeln, Sie fürchten den Hund, der Ihnen begegnet, die Menschen, die Sie ansprechen, Sie setzen sich an das äußere Ende der Reihe, um schnell wieder aus dem Saal zu kommen. Sie schwimmen nicht, obwohl Sie es können, kurzum, Sie haben den ganzen Tag Angst. «Ich weiß selbst nicht, warum», sagen Sie. Die Fahndung nach der Ursache verläuft im Sand. Sie haben schon alles mögliche unternommen, waren bei verschiedenen Ärzten, kennen viele Medikamente. Sie haben vielleicht sogar das Autogene Training erlernt und auch richtig verstanden, aber bisher blieb der Erfolg aus. Sie geben zu, Sie sind etwas ruhiger geworden, aber im übrigen bleibt alles beim alten. Die Krankheit, die Sie haben, kennen Sie: Sie haben nicht gelegentlich Angst – Sie sind «aus Angst zusammengesetzt». Sie werden von einer Angstneurose beherrscht. Sie haben sich mit Ihrem Arzt oder mit einem Psychotherapeuten ausgesprochen und alles einmal ausgepackt! Das hat Ihnen gutgetan! Nun sollten Sie mit Geduld und nicht mit einem unbedingten Wollen ihren Weg antreten. Bauen Sie dabei gleich die Vorsatzhilfe ein:

Ich schaffe das! Ich löse mein Problem!

Mindestens dreimal am Tag nehmen Sie Ihre Entspannungshaltung ein, davon einmal im Liegen, wozu Sie ja abends vor dem Einschlafen gute Gelegenheit haben.
 Das Wort Angst schicken Sie ganz weit von sich – an den Rand Ihres Vokabelschatzes.
 Sie stellen sich konzentrativ auf die Ruhe ein:

Ich bin vollkommen ruhig, gelöst – entspannt!
Ich löse mein Problem – ich schaffe es!

Und Sie warten, Sie lassen alles an sich geschehen.

Ich bin ganz schwer und Sie warten, bis Ihre Arme, Beine gelöst und schwer sind.

Ich bin ganz warm!

Mit der Schwere – der Muskellösung stellt sich die Gefäßentspannung ein.

Ich bin vollkommen ruhig – gelöst – entspannt.
Ich bin ganz schwer.
Ich bin ganz warm

und wieder schalten Sie ein –

Ich löse mein Problem – ich schaffe es

und ergänzen

Ich bin mutig und frei.

Sie verharren und lassen die konzentrative Versenkung an sich geschehen. Es arbeitet an und in Ihnen.

Damit bereiten Sie sich den Weg für eine positive Einstellung. Sie möchten gern frei, gelöst, mutig und fröhlich sein, d. h., Sie müssen sich und ihre vielleicht oft pessimistische Haltung überspringen. Sie besiegen sich selbst, Sie machen einen Läuterungsprozeß durch. Sie haben Ihren Kurs auf Mut, Güte und Freiheit eingestellt. In die nun folgenden Organübungen bauen Sie immer wieder Ihre Wünsche ein!

Herz ruhig – Mein Herz schlägt ruhig und gleichmäßig –
Ich bin mutig und frei – Atmung ganz ruhig –

Sie atmen ruhig aus und ein.

Ich bin mutig und frei – es atmet mich.

Sie fügen sich in das Es-Geschehen ein und warten. Sie sind bereit, geduldig, Sie können warten. Sie strömen und wogen in einer positiven Welle.

Ich bin mutig und frei – ich löse mein Problem.
Es arbeitet an mir und in mir.
Mein Sonnengeflecht ist strömend warm!

Sie vertiefen sich in dieses Zentralgeschehen. Das äußere Leben weicht wie ein Meer bei Ebbe weit zurück – Sie sind allein. Sie sind endlich Sie selbst und warten.

*Ich bin mutig und frei – ich bin ich selbst
ich löse mein Problem!*

Sie sind ganz still, es ist ruhig in Ihnen, und Sie spüren etwas von der tief in Ihnen angelegten Kraft. Sie warten und empfangen sie und wissen – ja Sie wissen es jetzt, daß Sie konzentrativ diese Kraft, die sich Ihnen offenbart hat, festhalten.

*Mein Sonnengeflecht ist strömend warm –
ich bin mutig und frei – entspannt und gelöst.
Meine Stirn ist ein wenig kühl*
und ein Hauch nur, ein kühlender Luftzug streicht an Ihrer Stirn vorbei.

Auf der Basis der konzentrativen Kopfeinstellung, bei der Sie unauslöschlich das Engramm prägen – ein Wissen, das nie verlorengeht –, wiederholen Sie

*Ich bin gelöst – entspannt.
Ich bin mutig und frei – ich bin ich selbst –
ich löse mein Problem – ich schaffe mein Leben –
Ruhig! Schwer! Warm! Gelöst! Entspannt!
Ich kenne mich selbst! Ich bin mutig und frei!*

Damit haben Sie das Beispiel eines möglichen Übungsganges. Es soll Ihnen nur mögliche Formen und Vorstellungen vermitteln, die Sie aber bei sich selbst erarbeiten müssen. Im Autogenen Training läßt sich nichts «abgukken», genausowenig wie eine Klassenarbeit in der Schule abgeschrieben keine eigene Arbeit ist und noch kein Begreifen und Verstehen bedeutet. Im Gegenteil, der Stoff wurde vom Abschreibenden nicht verstanden, weil er ihn nicht fassen, nicht erarbeiten konnte. Genauso kann man solche Übungen, die einer individuellen Führung bedürfen, nicht einfach nachmachen, es sei denn, der Übende kann sie nachvollziehen, hat sie sich zu eigen gemacht.

Schlafhilfe

Die Rolle der *Schlafhilfe*, die das Autogene Training bietet, ist vielgestaltig und muß je nach Ursachenerkennung in die richtige Bahn gelenkt werden.

Viele schlafen deshalb nicht, weil sie ihren täglich dick vollgepackten Rucksack nicht vor der Schlafzimmertür abstellen können. Einen solchen Menschen drücken oft Probleme, ungelöste Konflikte, Belastungen in seinem Leben, mit denen er nicht fertig wird. Überlastung und Überforderung wirken sich schlafstörend aus. «Die Termine laufen mir nach», hatte ein Patient mit Schlafstörungen berichtet. «Es dreht sich alles bei mir, es rollen sich alle Fragen der vergangenen Tage und Probleme der Zukunft im Schlaf auf, und dann erwache ich.» Dies nur, um einige Gründe der Schlafstörungen zu nennen, die natürlich, individuell gesehen, die verschiedensten Motivationen haben können. Jeder sollte versuchen zu ergründen, warum er nicht schläft. Dies ist mit Hilfe des Autogenen Trainings möglich. Im übrigen gelten die allgemeinen Regeln, das Lernen der Übungen 1–6, in die nun eine individuell ausgesuchte Schlafformel eingebaut wird.

Ich bin vollkommen ruhig – ich bin schwer.
Ich bin warm – ich bin gelöst – entspannt!
Atmung ruhig

Und nun kann bereits speziell der «Schlaf angesprochen» werden, z. B.:

Ich schlafe gut die ganze Nacht – oder
Ich schlafe bis morgens um 6 Uhr – ich schlafe tief und fest

oder ganz einfach nur die beiden Worte

Ich schlafe – ich schlafe – ich schlafe –

Es hört sich dies alles so einfach an, man darf aber nicht vergessen, daß diese konzentrativen Vorsatzbildungen nur wirksam sind auf der Basis der vegetativen Umschaltung. Erst dann, wenn man sein vegetatives Nervensystem in die Hand bekommen hat, es also ansprechen kann, stellt sich «scheinbar von selbst» der Erfolg ein.

Bei der Schlafeinstellung gibt es Schwerpunkte, die beachtet werden müssen. Ist man z. B. nervös, also verkrampft und verspannt, so sollte man die ersten Übungen besonders betonen, z. B. die konzentrative Ruheeinstellung immer zur formelhaften Vorsatzbildung machen.

Ich bin vollkommen ruhig – ich bin und bleibe ruhig.
Ich bin ganz ruhig –

und diese Ruhe wird durch die Schwere- und Wärmeeinstellung vertieft.

Ruhig! Gelöst! Entspannt! und dazugesetzt: *Müde! Müde! Müde! – Ich bin vollkommen ruhig!*
Ich bin und bleibe ruhig! Gelöst! Entspannt!
Ich bin ganz schwer! Ganz müde! Ich bin ganz schwer!
Ganz warm! Ich bin ganz warm! Ich bin müde!
Schwer! Warm! Gelöst! Entspannt! Müde! Müde!

Das sind mögliche konzentrative Einstellungen und echte Schlafhilfen. Wenn das Herz zu laut schlägt, kann natürlich die Herzübung intensiviert werden.

Mein Herz schlägt vollkommen ruhig und gleichmäßig, kräftig und regelmäßig!

Herz ruhig! Müde! Ich bin vollkommen ruhig! Ich bin ganz schwer! Ich bin ganz warm! Ruhig! Gelöst! Entspannt! Schwer! Warm! Müde! Herz ruhig!

Und immer wieder erfolgt eine innere konzentrative Einstellung, in der die Vorsätze wirksam werden. Immer wieder blendet man diese Übungen ein:

Ich schlafe! Ich bin müde! Schlafen! Ruhig! Gelöst! Entspannt! Ich schlafe! Schlafen, schlafen, schlafen, schlafen!

Und die Atmung, in die alle Übungen von vornherein gebettet sind, wird noch einmal gesondert nach der bekannten Vorsatzbildung angesprochen.

Atmung ganz ruhig! Es atmet mich!
Atmung ruhig – aus und ein – es atmet mich!
Schlafen ruhig, gelöst, entspannt! Schlafen! Schlafen!

Für Menschen, deren vegetatives Reaktionsorgan im Bauch liegt, die mit der Leber, Galle, dem Magen und Darm reagieren, die vielleicht schon ein durch Aufregung entstandenes Magengeschwür hatten, ist die Integrierung der Schlafformel ganz besonders im Verlauf der 5. Übung – vor und nach der Einstellung auf das Sonnengeflecht – wichtig.

Atmung ruhig! Es atmet mich!
Schlafen ruhig! Gelöst! Entspannt!

Sie lassen sich in die Müdigkeit fallen und konzentrieren sich auf die Übung:

Mein Sonnengeflecht ist strömend warm! Mein Sonnengeflecht ist strömend warm!

Und bauen unmittelbar dazu ein:

Ich schlafe! Ruhig! Gelöst! Entspannt!
Ich schlafe! Schlafen!

Das wiederholen Sie ein paarmal, und dann überkommt Sie ganz von selbst der Schlaf.

Viele schlafen mit Hilfe des Autogenen Trainings schon ein, ehe sie überhaupt dazu kommen, ihre Übungen durchzuführen.

«Ich lege mich ins Bett, schalte ab und um auf die Ruhe – und zum Üben komme ich dann gar nicht mehr», berichten immer wieder viele Teilnehmer des Autogenen Trainings. Sie legen sich natürlich mit der inneren Bereitschaft ins Bett, um zu schlafen. Diese Menschen haben bereits ein Vertrauen entwickelt zu ihrem Schlafvermögen und wissen, daß die Einstellung mit dem Autogenen Training ihnen bereits Hilfe bringt. Selbstverständlich ist es, daß bei der Einstellung auf Schlafen kein Zurücknehmen zu erfolgen braucht, denn damit würde man ja die konzentrative Einstellung zum Schlafen wieder auflösen. Der Kernsatz *Schlafen ruhig – gelöst – entspannt* entfaltet auf jeder Übungsstufe seine Wirkung. Dies ist ein Grund dafür, daß man schon allein mit der Einstellung auf die Ruhe eine Schlafeinstellung verbinden kann, die in diesem Fall allgemein beruhigend und entspannend wirkt. Die gezielte Schlafübung, die eine vegetative Umstellung von Organen und Organsystemen voraussetzt, kann wiederum nur nach Beherrschen der Übungen der Unterstufe des Autogenen Trainings aufgebaut werden.

Frau Sibylle litt unter Kopfschmerzen, und deshalb kam sie zum Erlernen des Autogenen Trainings in meine Praxis. Diese Kopfschmerzen verhinderten den Schlafeintritt der Patientin. «Merkwürdigerweise stellen sich immer die Kopfschmerzen im Bett ein; tagsüber spüre ich nichts, aber abends geht's los, und dann kann ich nicht schlafen. Das geht nun schon zwei Jahre so. Ich nehme dann Tabletten, um einzuschlafen.»

Sybille war laut Untersuchungsbefund ohne Befund. Es waren keine Ursachen für den Kopfschmerz zu entdecken. Hier mußte eine Störung im vegetativen Bereich vorliegen; ein weiterer Hinweis war das jeweils abendliche Einsetzen des Kopfschmerzes.

Sibylle war Kindergärtnerin und gern in ihrem Beruf – Schwierigkeiten besonderer Art hatte sie nicht. Es dauerte eine Weile, bis ich ahnte, warum Sibylle (24) an anfallweise auftretenden Kopfschmerzen litt. Eine konzentriert eingebaute Schlafübung nach den bereits beschriebenen Möglichkeiten hatte zunächst keinerlei Wirkung. Erst die durch das Autogene Trainig wachsende Bereitschaft, zu sich «selbst» Stellung zu nehmen, klärte eines Tages die Ursache auf. Sibylle, an Statur etwas klein geraten, schmächtig und zierlich, hatte Angst, nicht geheiratet zu werden und an der Liebe vorbeizugehen. Als das einmal ausgesprochen war, konnte sie den Zusammenhang Angst – Kopfschmerzen – Schlafstörung begreifen. Tagsüber war Sibylle vollauf beschäftigt, sie tat ihre Arbeit gern und hatte keine Zeit zum Denken. Aber abends wurden die ins Unterbewußtsein verbannten Gedanken und Ängste lebendig, deren Bewußtwerden sie mit Tabletten verhinderte. Sie wurde sich im Verlauf der 6. Übung, der konzentrativen Kopfeinstellung, darüber klar, daß sie mit dieser Übung das Problem klären und darüber hinaus eine positive Einstellung gewinnen konnte. Ihre Einschlafstörungen waren wie weggeblasen. Die eigentlichen Schlafformeln waren in diesem Fall nicht so wichtig wie die Übung:

Stirn ein wenig kühl – Stirn angenehm kühl!

Aber wie bei allen Fällen der Angstlösung und Bewußtwerdung von Problemen ist das Beherrschen der Übungen erforderlich, und man muß die Fähigkeit entwickeln, mit Geduld die Wirkung der Übungen abzuwarten. Wer schlafen *will*, hat das beste Mittel in der Hand, nicht zu schlafen.

Schlußbetrachtung

Die Methode der konzentrativen Selbstentspannung hilft dem Menschen, über die schon oft erwähnte Innenschau eine Klärung seines Selbst herbeizuführen und damit eine positive Lebenseinstellung zu finden. Durch das Autogene Training tritt eine Persönlichkeitsreifung ein. Das wirkt sich aber wiederum positiv im Leben aus, vor allem in den zwischenmenschlichen Beziehungen. Darum halte ich es für wesentlich, schon Kinder (im Alter von 8–12 Jahren) und Jugendliche mit dem Autogenen Training vertraut zu machen. Es baut die immer heftiger werdenden Aggressionen ab und entwickelt das Gute und Positive im Menschen.

Übungsplan zum Autogenen Training der Unterstufe

Übungen	Formeln	Wochenablauf
Übungseinstellung:	*Ich bin vollkommen ruhig! Ruhig! Gelöst! Entspannt! Zurücknehmen üben!*	1. Woche
1. Schwereeinstellung: (Muskelentspannung)	*Der rechte (linke) Arm ist ganz schwer!*	2. Woche
	Das rechte (linke) Bein ist ganz schwer!	
	Ich bin ganz schwer!	3. Woche
2. Wärmeeinstellung: (als Wärmeerlebnis mit Vertiefung der Ruhe)	*Der rechte (linke) Arm ist ganz warm!*	4. Woche
	Das rechte (linke) Bein ist ganz warm!	
	Ich bin ganz warm!	5. Woche

Anmerkung: Beide Übungen gehen praktisch ineinander über, da es sich um ein generalisierendes Erlebnis handelt. Nach 4 Wochen Übungszeit der 1. und 2. Übung erfolgt die Abstandsgewinnung zum Alltag mit der konzentrativen Einstellung:

	Ich bin vollkommen ruhig! Schwer! Warm! Gelöst! Entspannt!	
3. Herzerlebnis:	*(Mein) Herz schlägt ruhig und gleichmäßig!*	6. Woche
	Herz schlägt ruhig und gleichmäßig, kräftig und regelmäßig!	7. Woche
4. Atemübung: (vertieft Ruhe, Schwere und Wärme)	*Atmung ganz ruhig!*	8. Woche
	Es atmet mich!	9. Woche

Anmerkung: Zusammenfassung der Übungen, deren Erfolg sich jetzt unmittelbar einstellt:

	Vollkommen ruhig! Schwer! Warm! Entspannt! Gelöst! Herz ruhig! Es atmet mich!	10. Woche

Übungen	Formeln	Wochenablauf
5. Sonnengeflechtsübung: (vertieft als Leibübung die Ruhe, Schwere und Wärme und entspannt die Bauchorgane – Magen, Darm etc.)	*Sonnengeflecht strömend warm!*	11. Woche
	Sonnengeflecht strömend warm! Ruhig! Warm! Gelöst! Entspannt!	12. Woche

Anmerkung: Zusammenfassung aller bisher erlernten Übungen:

	Vollkommen ruhig! Schwer! Warm! *Herz ruhig! Atmung ruhig!* *Es atmet mich!* *Sonnengeflecht strömend warm!*	13. Woche
und noch einmal betonen:	*Ruhig! Schwer! Warm! Gelöst! Entspannt!*	
6. Kopfeinstellung: (Kühler Verstand! Angenehme Entspannung! Vertiefung der Ruhe!)	*Stirn ein wenig kühl!* *Stirn angenehm kühl!* *Stirn ein wenig kühl!* *Stirn angenehm kühl!*	14. Woche 15. Woche 16. Woche

Anmerkung: Der Ablauf der Übungen vollzieht sich jetzt von selbst! Mit der konzentrativen Einstellung auf das Organ erfolgt die Beeinflussung und Umstellung und damit die Regulierung.

Zusammenfassung: *Ich bin vollkommen ruhig! Schwer! Warm!*
Herz schlägt ruhig und gleichmäßig!
Atmung ganz ruhig! Es atmet mich!
Sonnengeflecht strömend warm!
Stirn angenehm kühl!

Zum Erlernen der Übungen der Unterstufe im Autogenen Training benötigt der Übende gewöhnlich eine Mindestzeit von 4 Monaten.

Gisela Eberlein

Autogenes Training mit Märchen
Ein ECON-Ratgeber für Eltern und
Kinder
116 Seiten, Pappband

„Die bekannte Ärztin Gisela Eberlein
bietet in diesem Buch in spielerischer
Form Autogenes Training für Kinder an.
Neu ist der Weg Kindern gezielt über
Phantasiegeschichten Hilfen anzubieten,
sich zu entspannen, Phantasie und Aktivität zu fördern, Konzentrationsschwächen
zu überwinden, das Selbstbewußtsein
zu stärken und störende Ängste und
Hemmungen abzubauen."
Welt des Kindes

Autogenes Training mit Jugendlichen
Ein ECON-Ratgeber
128 Seiten, Pappband

Autogenes Training für Fortgeschrittene
110 Seiten, Pappband

„Die Übungen haben den Sinn, die Souveränität gegenüber den Problemen und
Konflikten des Alltags zu steigern. Der
Leser soll über eine bewußte Lebensform
zu einer positiven Lebenshaltung gelangen."
Westfalen-Blatt

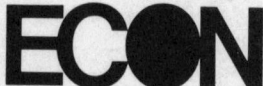 Verlag
Postfach 9229
4000 Düsseldorf 1

Praktisches Wissen

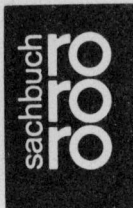

Dr. med. H. ANEMUELLER
Iß dich gesund. Leistungsfähig und aktiv durch Essen mit Verstand [7128]

GUNTHER BISCHOFF
Speak you English? Programmierte Übung zum Verlernen typisch deutscher Englischfehler [6857]
Managing Manager English. Gekonnt verhandeln lernen durch Üben an Fallstudien [7129]

MICHAEL CANNAIN / WALTER VOIGT / B+I PROJEKTPLANUNG
Kühles Denken. Wie man mit Analogien gute Ideen findet, erfolgreich improvisiert und überzeugend argumentiert [7140]

EGMONT COLERUS
Von Pythagoras bis Hilbert. Die Epochen der Mathematik und ihre Baumeister [6696]

Computer. Technik, Anwendung, Auswirkungen [7147]

GISELA EBERLEIN
Gesund durch autogenes Training [6875]
Autogenes Training für Fortgeschrittene [6925]

BOBBY FISCHER
Bobby Fischer lehrt Schach [6870]

WERNER FRANKE / THOMAS FEILE
Selber reparieren so einfach. Handwerksmeister verraten ihre besten Tips für Reparaturen in Wohnung und Haus [7096]

Dr. med. HANNA FRESENIUS
Sauna. Der ärztliche Führer zur Entspannung und Gesundheit durch richtiges Saunabaden [6999]

SIEGFRIED GRUBITZSCH / GÜNTER REXILIUS
Testtheorie – Testpraxis. Voraussetzungen, Verfahren, Formen und Anwendungsmöglichkeiten psychologischer Tests im kritischen Überblick [7157]

CAROLA HALHUBER
Vom Raucher zum Nichtraucher. Das 7-Stufen-Programm zur Befreiung vom Rauchen [7073]

ULRICH KLEVER
Klevers Garantie-Diät. Schlank werden mit Sicherheit [7056]
Dein Hund, Dein Freund. Der praktische Ratgeber zu allen Hundefragen [7122]

MANFRED KÖHNLECHNER
Die Managerdiät. Fit ohne Fasten [6851]
Die machbaren Wunder. Heilmethoden, Heilerfolge [6960]

WALTER F. KUGEMANN
Lerntechniken für Erwachsene [7123]

NICK KUNOVSKY
Fitnesstraining. Ein Programm für körperliches Wohlbefinden [6847]

RUPERT LAY
Dialektik für Manager. Einübung in die Kunst des Überzeugens [6979]

GERHARD LECHENAUER
Filmemachen mit Super 8 [7069]

Lehrlingshandbuch
Alles über die Lehre, Berufswahl, Arbeitswelt für Lehrlinge, Eltern, Ausbilder, Lehrer [6212]

Mietrecht für Mieter. Juristische Ratschläge zur Selbsthilfe [7084]

Dr. med. WALTER NODER
Leistungsfähig über 40. Aktiv und gesund durch Herz-Kreislauf-Training [7083]

ERNST OTT
Optimales Lesen. Schneller lesen – mehr behalten. Ein 25-Tage-Programm [6783]
Optimales Denken. Trainingsprogramm [6836]

Das Konzentrationsprogramm. Konzentrationsschwäche überwinden – Denkvermögen steigern [7099]
Intelligenz macht Schule. Denkspiele zur Intelligenzförderung für 8- bis 14-jährige [7155]

GERT VON PACZENSKY
Feinschmeckers Beschwerdebuch. Brevier wider die Sünden der Gastronomie [6991]

SUSANNE VON PACZENSKY
Der Testknacker. Wie man Karriere-Tests erfolgreich besteht [6949]

Dr. L. & L. PEARSON
Psycho-Diät. Abnehmen durch Lust am Essen [7068]

LAURENCE J. PETER
Das Peter-Programm. Der 66-Punkte-Plan, mit dem man Problemen, Pannen und Pleiten Paroli bieten kann [6947]

FRIEDRICH H. QUISKE / STEFAN J. SKIRI / GERALD SPIESS
Arbeit im Team. Kreative Lösungen durch humane Arbeitsform [6926]

ALEKSANDR ROŠAL / ANATOLIJ KARPOV
Schach mit Karpov. Leben und Spiele des Weltmeisters [7149]

GÜNTHER H. RUDDIES
Psychotraining. Lebenstechnik im Alltag [6901]
Psychostudio. Von der Beobachtung zur Beurteilung des Verhaltens [6971]
Testhilfe. Testangst überwinden. Testerfolge erzielen in Schule, Hochschule, Beruf [7082]

LORE SCHULTZ-WILD
Berufe. Ratgeber zur Ausbildungs- und Berufswahl für Hauptschüler, Mittelschüler, Abiturienten, Hochschulabsolventen. Mit Begabungstest [7062]

HANS HERBERT SCHULZE
Lexikon zur Datenverarbeitung. Schwierige Begriffe einfach erklärt [6220]

RUDOLF SCHWARZ
Heilmethoden der Außenseiter. Theorie und Praxis / Erfolge und Kritik / Adressen und Kosten [7061]

HANS SELYE
Stress. Lebensregeln vom Entdecker des Stress-Syndroms [7072]

JACQUES SOUSSAN
Pouvez-vous Français? Programmierte Übung zum Verlernen typisch deutscher Französischfehler [6940]

SIEGFRIED STERNER
Die Kunst zu wandern. Wann, wie und womit Wandern zum Erlebnis wird [7089]

SIEGBERT TARRASCH
Das Schachspiel. Systematisches Lehrbuch für Anfänger und Geübte [6816]

J. N. WALKER
Juniorschach 1. Die ersten Züge. Eröffnungsspiele spielend gelernt [7144]
Juniorschach 2. Angriff auf den König. Mittelspiele spielend gelernt [7145]

W. ALLEN WALLIS / HARRY V. ROBERTS
Methoden der Statistik. Anwendungsbereiche. 400 Beispiele, Verfahrenstechniken [6091]

Dr. HEINRICH WALLNÖFER
Besser als tausend Pillen. Ratgeber der Gesundheitspflege. Mittel und Methoden zur gefahrlosen Selbstbehandlung im Krankheitsfall. Mit 100 Abb. im Text und 10 Tabellen [6152]

BERND WEIDENMANN
Diskussionstraining. Überzeugen statt überreden, Argumentieren statt attackieren [6922]

MARTIN F. WOLTERS
Der Schlüssel zum Computer. Einführung in die elektronische Datenverarbeitung. Eine programmierte Unterweisung.
Band 1: Leitprogramm [6839]
Band 2: Textbuch [6840]

Kaufmännisches Grundwissen strukturiert.
Der Schlüssel zum Industriebetrieb
Band 1: Struktur des Unternehmens und Stellung [7110]
Band 2: Entscheidungen im Beschaffungs-, Produktions- und Absatzbereich [7111]
Band 3: Entscheidungen im Finanzbereich und großer Schlußtest mit Planungsbeispiel [7112]

Kaufmännisches Grundwissen strukturiert.
Der Schlüssel zur Bilanz [7113]

Kaufmännisches Grundwissen strukturiert.
Der Schlüssel zur Betriebswirtschaft [7135]